Sygepleje til

infektionssygdomme

den komplette guide

Freja Madsen

Indholdsfortegnelse

Introduktion: Sygeplejerskens vigtige rolle   9
i håndteringen af infektionssygdomme

- Betydningen af afdelingen for   10
  infektionssygdomme i
  sundhedssystemet.

- Historisk udvikling af   11
  sygeplejeprofessionen inden for
  infektionssygdomme.

Kapitel 1: Forståelse af smitsomme   13
sygdomme

- Definition og klassificering af   14
  smitsomme sygdomme

- Transmissionsruter   17

- Patofysiologi af infektioner   20

Kapitel 2: Sygeplejerskernes daglige   25
arbejde på infektionsmedicinsk afdeling

- Forberedelse til dagen   26

- Interaktion med det medicinske team   30

- Forhold til patienter   33

Kapitel 3: Væsentlige tekniske   39
færdigheder

- Prøveudtagning og analyse 40
- Administration af medicin 44
- Håndtering af komplikationer 48

Kapitel 4: Hygiejneforanstaltninger og forebyggelse af smitte 53

- Grundlæggende principper for hospitalshygiejne 54
- Isolering af patienter 58
- Forebyggelse i lokalsamfundet 62

Kapitel 5: Følelsesmæssige og etiske udfordringer 67

- Håndtering af stress og følelsesmæssig opladning 68
- Etiske dilemmaer 71

Kapitel 6: Særlige tilfælde og nye sygdomme 75

- Epidemier og pandemier: sygeplejerskens rolle 76
- Tropiske sygdomme og rejsende 79
- Sundhedsrelaterede infektioner 83

Kapitel 7: Psykosociale aspekter og patientstøtte 85

- Den psykologiske effekt af smitsomme sygdomme 86
- Støtte til sårbare grupper 90

Kapitel 8: Uddannelse og faglig udvikling   95

- Akademisk uddannelse og efteruddannelse   96

- Deltagelse i klinisk forskning   99

Kapitel 9: Teknologi og innovation inden for infektionssygdomme   105

- Telemedicin og fjernovervågning   106

- Nye diagnostiske teknikker   109

Kapitel 10: Tværprofessionalisme og samarbejde   115

- Netværk med andre specialer   116

- Internationale udvekslinger og partnerskaber   119

Konklusion: Professionens fremtid   125

- Innovationer inden for infektionssygdomme.   126

- Vigtigheden af løbende træning.   127

- En opfordring til engagement og passion for jobbet.   129

« *Infektionssygdomme er en påmindelse om vores skrøbelighed, men i lyset af dem oplyser udholdenheden og beslutsomheden hos dem, der tager sig af os, vejen til helbredelse.* »

Introduktion

SYGEPLEJERSKENS VIGTIGE ROLLE I PLEJEN SMITSOMME SYGDOMME

Betydningen af afdelingen for infektionssygdomme i sundhedssystemet.

Betydningen af afdelingen for infektionssygdomme i sundhedssystemet er uomtvistelig. Siden tidernes morgen har menneskeheden måttet kæmpe med en række forskellige infektioner, fra de mest godartede til de mest dødelige. Disse sygdomme, der er forårsaget af smitsomme stoffer som bakterier, vira, parasitter eller svampe, har ikke kun formet vores historie, men også vores dybe forståelse af medicin.

I hjertet af sundhedssystemet står afdelingen for infektionssygdomme som en årvågen vagt mod usynlige trusler. Det er ikke kun det sted, hvor infektioner behandles, men også nervecentret for forskning, uddannelse og forebyggelse af smitsomme sygdomme. Den spiller en afgørende rolle i den hurtige og præcise diagnosticering af infektioner og sikrer, at patienterne får den mest hensigtsmæssige behandling så hurtigt som muligt.

Men vigtigheden af denne service stopper ikke ved hospitalets mure. Smitsomme sygdomme har potentiale til at sprede sig hurtigt i samfund og overskride grænser, hvilket gør håndteringen af dem til et globalt anliggende. Epidemier som den spanske syge, HIV og for nylig COVID-19 minder os om, hvor sårbar vores forbundne verden er over for smitsomme sygdomme.

Som følge heraf er afdelingen for infektionssygdomme også et fyrtårn for offentlig bevidsthed og uddannelse. Den styrer den offentlige sundhedspolitik, rådgiver om bedste praksis inden for forebyggelse og arbejder utrætteligt for at sikre, at samfundet er informeret og forberedt. Det er grænsefladen mellem medicinsk forskning og praktisk anvendelse, hvor man konstant søger måder at forbedre plejen og forhindre spredning af sygdomme.

I årenes løb, med fremkomsten af nye teknologier og forbedrede diagnostiske metoder, er infektionsafdelingens rolle i sundhedssystemet vokset. Dens evne til at tilpasse sig, lære og reagere på nye udfordringer gør den til en af de hjørnesten, som vores sundhedssystems robusthed hviler på. I en verden, hvor infektionstrusler er i konstant udvikling, kan vigtigheden af denne tjeneste ikke undervurderes, da den er vores første forsvarslinje, vores vejviser og vores guide i kampen mod infektion.

Historisk udvikling af sygeplejeprofessionen inden for infektionssygdomme.

Den historiske udvikling af faget infektionssygepleje er fascinerende, og den kan spores i de udfordringer, som forskellige epidemier gennem tiderne har stillet os over for, og i den transformation af sundhedsvæsenet, som disse udfordringer har medført.

I de tidlige dage, længe før sygeplejefaget blev formaliseret, blev plejere, ofte kvinder, tilkaldt for at assistere læger eller pleje de syge i deres lokalsamfund, især under epidemier af pest, kolera eller tuberkulose. Disse forløbere for sygeplejefaget arbejdede ofte under usikre forhold uden den mindste viden om de patogener, de bekæmpede.

Med opdagelsen af mikrober i det 19. århundrede begyndte forståelsen af infektionssygdomme at udvikle sig. Sygeplejersker fortsatte med at yde vigtig pleje, men blev derefter integreret i en mere formel medicinsk struktur, hvor hygiejne og sterilisering blev centralt.

Sygeplejerskeuddannelsen blev gradvist mere struktureret og inkorporerede viden om mikrobiologi og infektionsforebyggelse.

I det 20. århundrede opstod der store epidemier, især den spanske syge og HIV/AIDS. Disse kriser styrkede ikke kun sygeplejens betydning i håndteringen af infektionssygdomme, men førte også til endnu større specialisering på dette område. Sygeplejersker har stået i forreste linje og ydet omsorg, medfølelse og uddannelse i ofte stigmatiserende og skræmmende sammenhænge.

Fremkomsten af nye medicinske teknologier og mere effektive lægemidler har også ændret infektionsmedicinske sygeplejerskers rolle. Deres arbejdsområde er blevet udvidet til at omfatte styring af antivirale behandlinger, overvågning af bivirkninger og oplysning af patienter om vigtigheden af at følge behandlingen.

Det 21. århundrede, der har været præget af pandemier som SARS, Ebola og COVID-19, har endnu engang understreget den afgørende betydning af sygeplejersker med speciale i infektionssygdomme. Disse fagfolk har været søjler i krisestyring, implementering af protokoller og pleje af patienter, mens de hurtigt har tilpasset sig en konstant skiftende situation.

Infektionssygeplejerskens profession har udviklet sig over tid, formet af epidemier, medicinske fremskridt og samfundsmæssige behov. Fra grundlæggende plejere til højt kvalificerede eksperter har deres rolle konstant udviklet sig, hvilket viser deres tilpasningsevne og urokkelige engagement i at tjene samfundet.

Kapitel 1

FORSTÅELSE SMITSOMME SYGDOMME

Definition og klassifikation smitsomme sygdomme

- **Kende forskellen mellem bakterier, vira, parasitter og svampe.**

Bakterier, vira, parasitter og svampe er alle potentielle patogener for mennesker, men de har forskellige biologiske, strukturelle og funktionelle egenskaber. At kende disse forskelle er afgørende for at forstå, hvordan de forårsager sygdom, og hvordan man behandler dem.

Bakterier:
- **Natur**: Encellede organismer, simple, men relativt komplekse, uden defineret kerne.
- **Størrelse:** I gennemsnit mellem 0,5 og 5 mikrometer.
- **Formering**: Hovedsageligt ved celledeling (binær fission).
- **Behandling**: Antibiotika rettet mod strukturer eller funktioner, der er specifikke for bakterier.
- **Eksempler på sygdomme**: Tuberkulose, streptokokker, salmonellose.

Virus:
- **Natur**: Simple biologiske enheder, der består af genetisk materiale (DNA eller RNA) omgivet af et proteinkapsid. De betragtes strengt taget ikke som "levende organismer", fordi de ikke kan reproducere sig eller fungere uden for en værtscelle.
- **Størrelse**: Generelt meget mindre end bakterier, mellem 0,02 og 0,3 mikrometer.
- **Formering**: Formerer sig ved at inficere værtsceller og kapre deres cellulære maskineri.
- **Behandling**: Antivirale midler, der er rettet mod forskellige stadier af viruscyklussen. Vacciner kan forebygge mange virusinfektioner.
- **Eksempler på sygdomme**: influenza, HIV, hepatitis.

Parasitter:
- **Natur**: Organismer, ofte flercellede, der lever og ernærer sig af andre organismer.
- **Størrelse**: Varierer meget, fra mikroskopiske protozoer til flere centimeter lange indvoldsorm.
- **Reproduktion**: Afhænger af typen af parasit. Nogle har komplekse livscyklusser, der involverer flere værter.
- **Behandling**: Antiparasitære lægemidler rettet mod specifikke funktioner i parasitten.
- **Eksempler på sygdomme**: malaria (protozoer), schistosomiasis (orm).

Svampe:
- **Natur**: Eukaryote organismer med en defineret kerne. De kan være encellede eller flercellede.
- **Størrelse**: Varierer fra et par mikrometer (som gær) til flere centimeter eller meter for visse flercellede svampe.
- **Formering:** Med sporer for mange svampes vedkommende, kønnet eller ukønnet.
- **Behandling**: Svampedræbende midler, som er rettet mod funktioner eller strukturer, der er specifikke for svampe.
- **Eksempler på sygdomme**: candidiasis, aspergillose, fodsvamp.
-

Selvom bakterier, vira, parasitter og svampe alle kan forårsage sygdom hos mennesker, er de radikalt forskellige med hensyn til deres biologi og struktur. Denne viden er afgørende for at diagnosticere, behandle og forebygge de sygdomme, de kan forårsage.

- **De vigtigste typer af infektioner: luftvejsinfektioner, fordøjelsesinfektioner, hudinfektioner osv.**

Infektioner kan påvirke stort set alle systemer og organer i menneskekroppen. Men de klassificeres ofte efter den region eller det system, de oftest påvirker. Her er en oversigt over de vigtigste familier af infektioner med en kort beskrivelse og et par eksempler:

- Infektioner i luftvejene:
    - Beskrivelse: Påvirker hovedsageligt næse, hals, bronkier og lunger.
    - Eksempler: influenza, forkølelse, tuberkulose, bronkitis, lungebetændelse.
- **Infektioner i fordøjelsessystemet** (eller mave-tarmkanalen):
    - Beskrivelse: Påvirker fordøjelsessystemet, fra munden til anus.
    - **For eksempel salmonellose**, hepatitis A, gastroenteritis og amoebiasis: Salmonellose, hepatitis A, gastroenteritis, amoebiasis.
- Hudinfektioner:
    - Beskrivelse: Påvirker hud, hår og negle.
    - **For eksempel ringorm**, impetigo, cellulitis, vorter: Ringorm, impetigo, cellulitis, vorter.
- Infektioner i urinvejene:
    - Beskrivelse: Vedrører de reproduktive organer og urinvejene.
    - Eksempler: Blærebetændelse, genital candidiasis, gonoré, klamydiainfektioner.
- Infektioner i nervesystemet:
    - Beskrivelse: Angriber hjernen, rygmarven og hjernehinderne.
    - Eksempler: Meningitis, encephalitis, poliomyelitis.

- Kardiovaskulære infektioner:
    - **Beskrivelse**: Handler om hjertet og kredsløbssystemet.
    - **Eksempler**: Endokarditis, septikæmi.
- Øjeninfektioner:
    - **Beskrivelse**: Påvirker øjet og dets tilstødende strukturer.
    - **Eksempler omfatter**: Konjunktivitis, keratitis, styes.
- Osteoartikulære infektioner:
    - **Beskrivelse**: Vedrører knogler og led.
    - **Eksempler**: Osteomyelitis, septisk arthritis.
- ØNH-infektioner (øre, næse og hals):
    - **Beskrivelse**: Angriber ører, næse og hals.
    - **Eksempler**: Mellemørebetændelse, bihulebetændelse, halsbetændelse.
- Systemiske infektioner:
    - **Beskrivelse**: Spredes i hele kroppen, ofte via blodbanen.
    - **Eksempler omfatter**: HIV/AIDS, septikæmi, stafylokokinfektioner.

Hver familie af infektioner har specifikke tegn og symptomer og kræver passende diagnosticerings- og behandlingsmetoder. Forebyggelse, ofte gennem hygiejne, vaccination eller beskyttelse mod vektorer, er fortsat et nøgleelement i at reducere forekomsten og virkningen af disse sygdomme.

Transmissionsruter

- **Direkte kontakt, dråber, luftbårne osv.**

Patogener kan overføres fra person til person eller fra miljø til miljø på mange forskellige måder. Kendskab til disse veje er afgørende for infektionsforebyggelse. Her er en flydende beskrivelse af de vigtigste smitteveje:

Når en person hoster eller nyser, frigiver de mikrodråber i luften, som kan bære patogener. Disse **dråber** kan indåndes af en person i nærheden, hvilket kan føre til infektion. Dråbesmitte er typisk for sygdomme som influenza eller COVID-19.

Men nogle infektioner kræver ikke engang disse dråber. Patogener kan spredes via **luften**, hvilket betyder, at de er til stede i ekstremt små partikler, der kan forblive svævende i luften i timevis. Tuberkulose kan f.eks. overføres på denne måde, hvilket gør ventilation afgørende i trange rum.

Direkte kontakt med en inficeret person eller en del af deres krop kan også være en smittekilde. Seksuelt overførte sygdomme som herpes eller syfilis spredes ofte ved denne type kontakt. Selv et simpelt håndtryk kan overføre visse patogener, hvis en person derefter fører sin hånd til munden, næsen eller øjnene.

Infektioner kan også spredes via kontaminerede genstande, en rute, der kaldes **indirekte kontaktsmitte**. Forestil dig, at en smittet person nyser på et bord eller bruger bestik uden at vaske det. En anden person, der rører ved disse genstande og derefter tager hænderne op til ansigtet, kan så blive udsat for patogenet.

Nogle infektioner tager den **fækal-orale vej**. I dette scenarie når patogener, der er til stede i en persons afføring, en anden, ofte gennem forurenet vand eller mad. Sygdomme som kolera eller visse former for hepatitis spredes på denne måde.

Endelig kræver nogle sygdomme en vektor, som f.eks. en myg eller flåt, for at kunne overføres fra en person til en

anden. Denne **vektoroverførsel** er karakteristisk for sygdomme som malaria, hvor en myg stikker en inficeret person og derefter overfører parasitten til en anden person, når den bliver stukket igen.
For hver smittevej kræves der specifikke forebyggelses- og kontrolforanstaltninger, lige fra personlig hygiejne til desinfektion af omgivelser og beskyttelse mod vektorer.

- **Forstå begrebet vektorer.**
Vektorbegrebet er essentielt i epidemiologi for at forstå overførslen af mange infektionssygdomme. I forbindelse med infektionssygdomme er en vektor en organisme, der ikke direkte forårsager en sygdom, men overfører den ved at bære patogener fra en vært til en anden. Vektorer er generelt leddyr, såsom myg, flåter og fluer, men kan også være andre dyr, afhængigt af det pågældende patogen.

Vektorens egenskaber:
- **Passiv bærer**: Vektoren bærer patogenet uden selv at blive påvirket. Patogenet formerer sig eller transformeres i vektoren for at blive infektiøst.
- **Mekanisk vs. biologisk transmission**: Ved mekanisk transmission bæres patogenet simpelthen af organismen, ofte på dens ben eller i dens fordøjelseskanal, uden at det kræver en specifik livscyklus i vektoren. Ved biologisk overførsel gennemgår patogenet en fase af sin livscyklus inde i vektoren, som er afgørende for overførslen til den næste vært.

Eksempler på patogener og deres vektorer:
- **Malaria**: Forårsages af protozoer af slægten *Plasmodium* og overføres til mennesker af myg af slægten *Anopheles*.
- **Dengue, Zika, Chikungunya**: Disse vira overføres af myggene *Aedes aegypti* og *Aedes albopictus*.

- *Borreliose*: Forårsages af bakterien *Borrelia burgdorferi* og overføres af flåter af slægten *Ixodes*.
- Afrikansk trypanosomiasis (sovesyge): Forårsaget af protozoer af slægten *Trypanosoma* og overført af tsetsefluen.

Det er vigtigt at bemærke, at vektorbekæmpelse, såsom sprøjtning med insekticider eller brug af imprægnerede myggenet, ofte er en nøglestrategi til at kontrollere og forebygge vektorbårne sygdomme. Forståelse af vektorernes adfærd, økologi og biologi er derfor afgørende for at kunne designe effektive og bæredygtige interventioner.

Patofysiologi af infektioner

- **Hvordan en infektion starter og udvikler sig i kroppen.**

At forstå, hvordan en infektion starter og udvikler sig i kroppen, er grundlæggende for at forstå dynamikken i infektionssygdomme og håndteringen af dem. Her er en trin-for-trin beskrivelse af denne proces:

- **Eksponering**: Det hele starter med kontakt med patogenet. Det kan ske på mange forskellige måder: ved indånding, indtagelse, gennem et sår eller bid eller endda via en vektor som f.eks. en myg. Indgang er ofte afhængig af patogenets natur.
- **Adhæsion**: Når de er inde i kroppen, er mange mikroorganismer nødt til at binde sig til værtscellerne for at overleve. Det gør de ved hjælp af specialiserede strukturer eller molekyler, de besidder, kaldet adhesiner.
- **Kolonisering og formering**: Når mikroorganismerne har sat sig fast, begynder de at formere sig og etablere deres koloni. For eksempel kan en

sygdomsfremkaldende bakterie i tarmen begynde at dele sig hurtigt og bruge værtens ressourcer til sin vækst.
- **Invasion**: Nogle patogener har evnen til at invadere dybere værtsvæv, enten ved at trænge direkte ind i cellerne (som mange vira gør) eller ved at krydse vævsbarrierer ved hjælp af enzymer eller andre molekyler, de producerer.
- **Omgåelse af immunforsvaret**: Kroppen har et robust forsvarssystem mod patogener: immunsystemet. Mikroorganismer har derfor udviklet forskellige strategier for at undgå denne overvågning, såsom camouflage, produktion af stoffer, der hæmmer eller dræber immunceller, eller endda at gemme sig inde i visse celler, hvor de er mindre tilgængelige.
- **Skader på værten**: Skader kan forårsages direkte af patogenets tilstedeværelse og aktivitet eller af værtens immunrespons. For eksempel producerer nogle bakterier toksiner, der kan beskadige celler eller forstyrre normale kropsfunktioner. I andre tilfælde er det værtens inflammatoriske respons, der kan forårsage følgeskader.
- **Formering**: For at sikre deres overlevelse og spredning har mange patogener mekanismer til at sprede sig til nye værter. Dette kan ske gennem frigivelse af sporer, produktion af resistente former eller simpelthen ved at sprede sig til et nyt område af kroppen, hvorfra de lettere kan overføres (såsom migration af luftvejspatogener til de øvre luftveje, hvorfra de kan udstødes ved hoste eller nys).

Over tid kan dynamikken mellem patogenet og værten føre til, at infektionen forsvinder (helbredelse), kronisk infektion eller, i de mest alvorlige tilfælde, alvorlige komplikationer og endda død.

- **Immunrespons: sygeplejerskens allierede.**
Immunresponset er kroppens vigtigste forsvarsmekanisme mod patogener. For sygeplejersker, der arbejder med infektionssygdomme, er det fundamentalt at forstå dette respons, da det spiller en central rolle i udviklingen og behandlingen af mange infektioner.

Immunsystemet kan sammenlignes med en velorganiseret hær, der er klar til at opdage, angribe og eliminere ubudne gæster. Det har hurtige rekognosceringselementer, såsom grænsepatruljer, men også specialiserede enheder til målrettede missioner.

- Den første forsvarslinje: medfødt immunitet
  - Når et patogen trænger ind i kroppen, møder det først det medfødte immunforsvar. Denne reaktion er hurtig og uspecifik. Det involverer fysiske barrierer som huden, celler som makrofager, der "spiser" de ubudne gæster, og molekyler som interferoner, der forhindrer virus i at formere sig.
- Anerkendelse
  - Dendritiske celler fungerer som spejdere. De fanger patogener, nedbryder dem i små stykker og præsenterer disse fragmenter for andre celler i immunsystemet.
- Det specifikke respons: adaptiv immunitet
  - Når patogenet er blevet genkendt, aktiveres den adaptive immunitet. Den er karakteriseret ved sin specificitet og hukommelse. T-lymfocytter dræber inficerede celler direkte, mens B-lymfocytter producerer antistoffer, der neutraliserer patogener.
- Immun hukommelse
  - Når immunsystemet har bekæmpet en infektion, "husker" det patogenet. Der produceres hukommelsesceller, som forbliver i kroppen. Hvis det samme patogen forsøger at

infiltrere igen, vil reaktionen være hurtigere og mere effektiv.
- Sygeplejerskens rolle
  - Sygeplejersker, som er kernen i patientplejen, spiller en vigtig rolle i at understøtte dette immunrespons. Vaccinationer udnytter for eksempel denne immunhukommelse. Sygeplejersker administrerer vacciner for at "lære" immunsystemet at genkende og bekæmpe visse patogener. Derudover er det en del af sygeplejerskens ansvar at overvåge for tegn på infektion, håndtere symptomer og uddanne patienter i vigtigheden af ernæring og hvile for at understøtte et sundt immunrespons.
- Udfordringer og komplikationer
  - Men immunsystemet er ikke ufejlbarligt. Nogle gange kan dets reaktion være for svag eller forkert rettet. I andre tilfælde kan autoimmune sygdomme opstå, når immunsystemet angriber kroppens egne celler. Sygeplejersker skal være opmærksomme på disse komplikationer og arbejde tæt sammen med resten af det medicinske team for at identificere og håndtere disse situationer.

I sidste ende er immunitet en værdifuld allieret i kampen mod infektioner. Med den rette uddannelse kan sygeplejersker udnytte dette system til at forbedre patienternes helbred og velbefindende.

Kapitel 2

EN SYGEPLEJERSKES DAGLIGDAG I BRUG SMITSOMME SYGDOMME

Forberedelse til dagen

- **Organisering af opgaver: recepter, prøvetagning, pleje osv.**
Sygeplejerskens rolle på en afdeling for infektionssygdomme er stor og varieret. Opgaverne er mange og kræver omhyggelig koordinering og organisering for at sikre, at patienternes behov opfyldes sikkert og effektivt. Her er en flydende oversigt over organiseringen af de vigtigste opgaver for en sygeplejerske på en infektionsmedicinsk afdeling:

    - Indledende vurdering :
        - Når en patient ankommer, er det vigtigt med en indledende vurdering. Her indsamles vigtige oplysninger om patientens helbredstilstand, sygehistorie, aktuelle symptomer og andre relevante bekymringer. Denne vurdering kan også involvere grundlæggende fysiologiske tests, såsom måling af blodtryk eller temperatur.
    - Håndtering af recepter :
        - Implementering og håndtering af ordinerede behandlinger er kernen i en sygeplejerskes ansvar. Det indebærer at sikre, at patienterne får den rigtige medicin i de rigtige doser, og at overvåge eventuelle bivirkninger eller lægemiddelinteraktioner.
    - Prøveudtagning :
        - Biologiske prøver spiller en vigtig rolle i diagnosticeringen og overvågningen af infektionssygdomme. Prøverne kan være af forskellige typer: blod, urin, fæces eller vævsprøver. Sygeplejersker skal sikre, at disse prøver tages på en steril og korrekt måde og derefter sendes til laboratoriet under de rette forhold.

- Direkte patientpleje :
  - Ud over medicinering kan patienterne have brug for direkte pleje, såsom forbindinger til inficerede sår, administration af ilt eller anlæggelse af en intravenøs slange. Denne pleje kræver teknisk ekspertise, men også en medfølende og empatisk tilgang.
- Patientuddannelse :
  - Et ofte overset, men vigtigt aspekt er patientuddannelse. Sygeplejersker er ofte nødt til at informere patienterne om deres tilstand, den ordinerede behandling, de hygiejneforanstaltninger, der skal følges, og eventuelle tegn på forværring, de skal være opmærksomme på. Denne uddannelse er afgørende for, at patienterne kan tage ansvar for deres eget helbred.
- Koordinering med det medicinske team:
  - Sygeplejersker arbejder tæt sammen med et tværfagligt team, der omfatter læger, mikrobiologer, farmaceuter og andet sundhedspersonale. Effektiv koordinering mellem disse forskellige aktører er afgørende for at sikre optimal pleje.
- Hygiejne og forebyggelse af smitte :
  - På en afdeling for infektionssygdomme er det altafgørende at forhindre spredning af infektioner. Sygeplejersker spiller en nøglerolle i anvendelsen af hygiejneprotokoller, såsom håndvask, brug af personlige værnemidler og desinfektion af overflader.

I sidste ende er sygeplejersken en hjørnesten i afdelingen for infektionssygdomme. Gennem en række forskellige opgaver sikrer de en holistisk pleje af patienterne, mens de arbejder tæt sammen med hele det medicinske team. En omhyggelig organisation, løbende uddannelse og en passion for patientpleje er afgørende for succes i denne krævende, men givende rolle.

- **Håndtering af nødsituationer og uforudsete begivenheder.**

På en afdeling for infektionssygdomme er håndtering af nødsituationer og uforudsete hændelser et afgørende aspekt af sygeplejerskens rolle. Situationer kan ændre sig hurtigt, når patienter kommer med pludselige eller forværrede symptomer, udbrud af smitsomme sygdomme eller komplikationer fra behandlingen. Her er en udforskning af denne afgørende facet af sygeplejefaget:

- Forventning og træning :
  - Forberedelse er den første forsvarslinje mod det uventede. Sygeplejersker skal regelmæssigt trænes i nødprotokoller, advarselstegn på potentielle komplikationer og hurtig genkendelse af symptomer, der kan indikere en forværring af patientens tilstand.
- Hurtig vurdering og triage :
  - Når man står over for en nødsituation, er det første skridt en hurtig vurdering af patienten for at afgøre, hvor alvorlig hans tilstand er. Triage gør det muligt at prioritere plejen efter, hvor alvorlig situationen er, og sikrer, at de mest kritiske patienter får øjeblikkelig opmærksomhed.
- Effektiv kommunikation :
  - I en nødsituation er klar og hurtig kommunikation med det medicinske team afgørende. Det kan dreje sig om at alarmere en læge, anmode om ekstra ressourcer eller informere patientens nærmeste pårørende.

- Beredskab :
  - Afhængigt af situationen kan sygeplejerskerne blive nødt til at udføre nødindgreb som f.eks. hjerte-lunge-redning, anlægge en intravenøs adgang eller stabilisere en patient med åndedrætsbesvær.
- Hygiejne og forebyggelse :
  - Under et udbrud eller en smitsom nødsituation spiller sygeplejersker en nøglerolle i implementeringen af isolationsforanstaltninger, styrkelse af hygiejneprotokoller og beskyttelse af andre patienter og personale.
- Følelsesmæssig og psykologisk støtte :
  - Nødsituationer kan være stressende, ikke kun for patienterne, men også for deres nærmeste. Sygeplejersker spiller ofte en støttende rolle ved at berolige patienterne, lytte til deres bekymringer og give klar og præcis information.
- Debriefing og refleksion :
  - Efter en nødsituation er det vigtigt at tage et øjeblik til at debriefe. Det giver teamet mulighed for at diskutere, hvad der gik godt, hvilke områder der kan forbedres, og hvad man har lært af oplevelsen. Dette trin er afgørende for den løbende forbedring af plejen.
- Forberedelse til fremtiden :
  - Erfaringerne fra nødsituationer og uforudsete hændelser skal inkorporeres i afdelingens løbende træning og protokoller. Dokumentation, analyse og tilpasning af procedurer er afgørende for at forhindre fremtidige hændelser.

Infektionssygdommes uforudsigelige natur betyder, at sygeplejersker altid skal være på vagt, klar til at handle med dygtighed og medfølelse. Ved at kombinere beredskab, hurtig handling og støtte til teamet og patienterne spiller sygeplejerskerne en vigtig rolle i beredskabshåndteringen og sikrer alles sikkerhed og velbefindende.

Interaktion med det medicinske team

- **Kommunikation med læger, sygeplejersker, laboratorieteknikere osv.**
Kommunikation er en hjørnesten i medicin, især på en afdeling, der er så kompleks og dynamisk som infektionssygdomme. Sygeplejersker er kernen i dette kommunikationsnetværk og fungerer som et omdrejningspunkt mellem de forskellige aktører i sundhedssystemet. Her er en detaljeret udforskning af denne kommunikative dimension af sygeplejeprofessionen:

- Med læger:
    - **Videregivelse af information**: Sygeplejersken skal informere lægen om eventuelle ændringer i patientens tilstand, potentielle bivirkninger af medicinen eller andre bekymringer.
    - **Afklaring af recepter**: Hvis en recept er uklar eller ser ud til at udgøre et potentielt problem, er det sygeplejerskens pligt at bede om en afklaring.
    - **Tovejs udvekslinger**: Sygeplejersker gør ikke bare arbejdet; de giver også deres meninger og observationer og beriger dermed den medicinske beslutningstagning.
- Med plejeassistenter:
    - **Uddelegering af opgaver**: Sygeplejersker kan uddelegere visse opgaver til plejeassistenter og sørge for, at de giver klare instruktioner og fører tilsyn, hvor det er nødvendigt.
    - **Deling af information**: Sygeplejersken skal sikre, at plejeassistenterne har de oplysninger,

de har brug for til at udføre deres opgaver sikkert og effektivt.
- **Feedback**: Plejeassistenter er ofte de første, der observerer ændringer hos patienterne, og deres feedback er afgørende.
- Med laboratorieteknikere :
  - **Fremsendelse af prøver** : Når prøver sendes til laboratoriet, skal sygeplejersken sikre, at de er korrekt mærket, opbevaret og ledsaget af de nødvendige oplysninger.
  - **Fortolkning af resultater**: Sygeplejersker kan have brug for at få afklaret testresultater, deres betydning eller deres indvirkning på patientbehandlingen.
  - **Koordinering af prøver**: I nogle tilfælde kan det være nødvendigt at tage specifikke prøver, hvilket kræver koordinering mellem sygeplejersken og laboratoriet.
- Med andre professionelle:
  - **Tværfaglige teams**: I behandlingen af infektionssygdomme kan sygeplejersker interagere med fysioterapeuter, diætister, socialrådgivere og andre specialister. Hver fagperson bidrager med en unik ekspertise, og flydende kommunikation mellem dem er afgørende for den samlede patientpleje.
  - **Teammøder**: Disse regelmæssige møder bruges til at diskutere sager, udvikle plejeplaner og løse problemer.
- Dokumentation:
  - Alle udvekslinger, beslutninger og observationer skal dokumenteres omhyggeligt. Denne dokumentation er ikke kun en registrering af patientens pleje, men også en kilde til information for hele det medicinske team.

En sygeplejerskes evne til at kommunikere effektivt og empatisk med hele sundhedsteamet er afgørende for at sikre patienternes sikkerhed og velbefindende. I den hurtige verden af smitsomme sygdomme kan klar, rettidig og samarbejdsorienteret kommunikation gøre hele forskellen.

• **Vigtigheden af teamwork.**
Teamwork i den medicinske sektor, især inden for infektionssygdomme, er grundlæggende for optimal patientpleje. Det er ikke bare en flot sætning, men en afgørende realitet for at garantere kvalitetspleje og maksimal sikkerhed for patienter og medicinsk personale. Her er en udforskning af denne samarbejdsdimension.

1. Supplerende færdigheder :
Hvert medlem af det medicinske team bidrager med specifik ekspertise. Lægen stiller en diagnose og lægger en behandlingsplan, sygeplejersken gennemfører planen og overvåger patienten, sygehjælperen yder en vigtig støtte i den daglige pleje, mens laboranten leverer vigtige oplysninger gennem analyser. De har alle en rolle at spille, og det er kombinationen af dem, der sikrer en holistisk patientpleje.

2. Flydende kommunikation :
Effektiv pleje afhænger af gennemsigtig kommunikation mellem alle medlemmer af teamet. Manglende eller misforstået information kan have alvorlige konsekvenser. At arbejde som et team sikrer, at vigtig information bliver delt og forstået af alle.

3. Kontinuitet i plejen :
Når arbejdet udføres som et team, er der en bedre overgang mellem dag- og nattevagter, mellem forskellige afdelinger og endda i ferier. Det sikrer, at patienterne nyder godt af kontinuitet i plejen uden huller.

4. Psykologisk og følelsesmæssig støtte :
Arbejdet med infektionssygdomme kan være følelsesmæssigt opslidende. Teammedlemmer kan støtte hinanden gennem svære tider og tilbyde trøst i stressede situationer eller efter særligt tunge dage.

5. Fælles beslutningstagning :
Når man står over for en kompleks sag eller et etisk dilemma, kan teamet mødes for at diskutere de forskellige muligheder, afveje fordele og ulemper og nå frem til en informeret beslutning.

6. Løbende uddannelse og læring:
I et team kan medlemmerne lære af hinanden og dele viden, tips og teknikker. Det skaber et dynamisk og givende miljø, hvor færdighederne hele tiden opdateres.

7. Sikkerhed :
Ved at arbejde som et team reduceres risikoen for at begå fejl. Hvis et medlem af teamet er usikker eller træt, kan et andet medlem tjekke, bekræfte eller korrigere. Dette dobbelttjek giver større sikkerhed for patienten.

Teamwork er mere end blot summen af individuelle færdigheder. Det skaber et miljø, hvor kollektiv ekspertise stilles til rådighed for patienten og giver den bedst mulige pleje. På det komplekse og krævende område, som infektionssygdomme er, er samarbejde ikke kun gavnligt, det er helt afgørende.

Forhold til patienter

• At byde velkommen og berolige patienten.
At byde patienter velkommen og opbygge deres tillid er vigtige trin i plejeprocessen, især på en afdeling, der er så specialiseret som infektionsmedicin. Når patienterne

ankommer, kan de være ængstelige, bange eller usikre på, hvad de kan forvente. At tage sig godt af dem lige fra starten kan have en betydelig indvirkning på deres samlede oplevelse og samarbejde under hele deres ophold.

1. Første kontakt - Vigtigheden af en varm velkomst :
Når en patient ankommer, er det første indtryk afgørende. Et smil, en varm attitude og opmærksom lytning kan få en patient til at slappe af med det samme. Sygeplejersken skal præsentere sig selv, forklare sin rolle og forsikre patienten om, at han er i gode hænder.

2. Miljø :
Et rent, velorganiseret og roligt miljø kan gøre meget for at berolige patienterne. Selv små detaljer, som at sørge for, at rummet har en behagelig temperatur, kan gøre en forskel.

3. Klar og gennemsigtig kommunikation:
Patienter kan have bekymringer om deres sygdom eller den behandling, de skal have. Sygeplejersken skal tage sig tid til at forklare procedurerne, testene og medicinen og besvare patientens spørgsmål. Jo mere informeret patienten er, jo mindre sandsynligt er det, at de føler sig ængstelige eller hjælpeløse.

4. Aktiv lytning :
Det er vigtigt at lytte aktivt til patientens bekymringer eller frygt. Nogle gange kan blot det at tale og blive lyttet til lindre meget af patientens angst.

5. Kropssprog :
Øjenkontakt, en åben kropsholdning og beroligende bevægelser kan formidle en følelse af tryghed og omsorg. Kropssprog kan ofte kommunikere meget mere end ord alene.

6. Sikring af komfort :
At tjekke regelmæssigt, om patienten har det godt, om de har brug for noget, eller om de har nogen bekymringer, er en enkel, men effektiv måde at berolige dem på.

7. Konstant tilstedeværelse :
Selv hvis sygeplejersken har travlt, kan det have en beroligende effekt at kigge forbi en gang imellem, selv kortvarigt, for at se til patienten eller bare for at lade dem vide, at de ikke er alene.

8. Inddragelse af familien :
Hvis det er muligt og ønsket af patienten, kan det være en kilde til trøst at inddrage familien eller nære venner. De kan blive beroliget sammen, og tilstedeværelsen af velkendte mennesker kan give ekstra ro i sindet.

9. Fortrolighed og respekt :
Det er vigtigt at respektere patienternes privatliv og garantere fortroligheden af deres medicinske oplysninger. Det styrker tilliden mellem patient og sygeplejerske.

10. Professionalisme :
Ud over at være empatiske og forstående skal sygeplejersker også udvise en urokkelig professionalisme. Patienternes tillid styrkes, når de ved, at de er i hænderne på en kompetent fagperson.

At byde patienter velkommen og få dem til at føle sig godt tilpas er ikke bare en høflighedsgestus, men et grundlæggende element i patientplejen. En patient, der føler sig tryg, er mere samarbejdsvillig, forstår sin behandling bedre og føler sig værdsat, hvilket kan have en positiv indvirkning på deres helbredelse og generelle oplevelse af sundhedssystemet.

- **At uddanne patienter om deres sygdom.**
Undervisning af patienter om deres sygdom er en vigtig del af deres behandling, især på en specialiseret afdeling som Infektionsmedicinsk Afdeling. Uddannelse gør det muligt for patienterne bedre at forstå deres situation, deltage aktivt i deres egen pleje og træffe informerede beslutninger. Her kan du se, hvordan denne undervisning kan udføres på en effektiv og empatisk måde.

1. Etablering af en forbindelse :
Før man går i dybden med de medicinske detaljer, er det afgørende at etablere et tillidsforhold til patienten. Det opnår man ved at lytte aktivt, forstå deres bekymringer og validere deres følelser.

2. Vurdering af patientens viden :
Stil spørgsmål for at finde ud af, hvad patienten allerede ved om sin sygdom. Det giver et grundlag at bygge videre på, og man undgår at gentage information, der allerede er kendt, eller at korrigere misforståelser.

3. Klar og kortfattet forklaring:
Brug et enkelt sprog og undgå medicinsk jargon, hvor det er muligt. Analogier eller metaforer kan hjælpe med at forklare komplicerede begreber. For eksempel kan immunsystemet sammenlignes med en hær, der forsvarer et slot mod angribere for at forklare en infektion.

4. Visuelle hjælpemidler :
Diagrammer, grafer eller modeller kan hjælpe patienterne med at visualisere og forstå deres sygdom. Hvis man f.eks. viser, hvordan en bakterie eller virus kommer ind i en celle, kan det hjælpe med at forstå den smitsomme proces.

5. Konsekvenser af diagnosen :
Forklar, hvad diagnosen betyder med hensyn til sygdomsudvikling, behandling, potentielle bivirkninger og prognose. Giv også information om faktorer, der kan

påvirke forløbet, såsom ernæring, fysisk aktivitet eller stress.

6. Tilgængelige behandlinger :
Beskriv de forskellige tilgængelige behandlinger, deres fordele og ulemper, og hvorfor en bestemt behandling er blevet anbefalet. Det giver patienten en følelse af kontrol og involvering.

7. Selvledelse :
Undervis patienten i, hvordan de kan håndtere deres sygdom derhjemme, f.eks. ved at tage medicin, genkende tegn på forværring af sygdommen eller livsstilsændringer, der kan hjælpe.

8. Yderligere ressourcer :
Giv brochurer, hjemmesider eller støttegrupper, hvor patienten kan få yderligere information eller støtte. Det er vigtigt, at disse ressourcer er pålidelige og evidensbaserede.

9. Spørgetid :
Giv altid patienten tid til at stille spørgsmål. Det er ofte her, bekymringer eller misforståelser afsløres og kan løses.

10. Opfølgning :
Planlæg opfølgningsaftaler for at vurdere patientens forståelse, besvare nye spørgsmål og give yderligere information, hvis det er nødvendigt.

Ved at informere patienterne om deres sygdom viser sygeplejerskerne ikke kun empati og støtte, men giver også patienterne mulighed for at tage kontrol over deres eget helbred. En velinformeret patient er bedre rustet til at håndtere sin sygdom, træffe informerede beslutninger og samarbejde med sit lægeteam for at opnå de bedst mulige resultater.

****# Kapitel 3

VÆSENTLIGE TEKNISKE FÆRDIGHEDER

Prøveudtagning og analyse

- **Hvordan man tager sterile prøver.**
At tage prøver på en steril måde er en grundlæggende færdighed for alt sundhedspersonale, især dem, der arbejder inden for infektionssygdomme. Opretholdelse af sterilitet ved prøvetagning sikrer, at der ikke er nogen kontaminering, som kan forvrænge testresultaterne. Her er en detaljeret tilgang til denne procedure:

1. Forberedelse :
   - Vask dine hænder grundigt med vand og sæbe i mindst 20 sekunder. Hvis det ikke er muligt, kan du bruge en alkoholbaseret håndsprit.
   - Brug sterile handsker. Sørg for, at du kun rører ved ydersiden af handsken for at undgå kontaminering.
   - Hav alle de nødvendige materialer ved hånden: vatpinde, rør, beholdere osv.

2. Valg af det rigtige udstyr :
   - Sørg for, at alle beholdere og vatpinde er sterile. De skal være pakket ind hver for sig og må ikke åbnes før lige før indsamlingen.
   - Brug den rigtige type beholder eller vatpind til den prøve, der skal tages (urin, blod, svælgpind osv.).

3. Forberedelse af prøveudtagningsstedet :
   - I nogle tilfælde skal prøvetagningsstedet rengøres for at fjerne overfladeforurening. Brug en spritpind eller et andet egnet antiseptisk middel.
   - Lad stedet tørre, så det antiseptiske middel er effektivt, og for at undgå at fortynde prøven.

4. Prøveindsamling :
   - Gå hurtigt, men forsigtigt frem for at minimere risikoen for kontaminering.

- For vatpinde (f.eks. hals, næse) skal du forsigtigt indføre vatpinden, dreje den for at indsamle prøven og derefter fjerne den uden at røre andre overflader.
- Ved blodprøver skal du stikke nålen ind i venen, opsamle blodet i det medfølgende rør og derefter fjerne nålen og passe på ikke at forurene den.
- For urinprøver kan det være nødvendigt at opsamle den "midterste del" af urinen for at undgå kontaminanter fra begyndelsen og slutningen af urinstrømmen.

5. Opbevaring og transport :
   - Læg prøven i den medfølgende beholder.
   - Luk beholderen tæt for at forhindre lækager og forurening.
   - Mærk beholderen med de relevante oplysninger: patientens navn, dato, prøvetype osv.
   - Læg prøven i en transportpose til biologisk risiko eller en egnet beholder.
   - Lever det til laboratoriet så hurtigt som muligt for at garantere pålidelige resultater.

6. Bortskaffelse :
   - Bortskaf alle brugte materialer (handsker, vatpinde, vatpinde) i en beholder til biologisk risiko.
   - Vask dine hænder grundigt igen.

Ved at følge disse trin kan sygeplejersker og andet sundhedspersonale sikre, at de indsamlede prøver er pålidelige og fri for kontaminering, hvilket garanterer nøjagtige testresultater.

- **Kendskab til almindelige diagnostiske tests.**
Kendskab til almindelige diagnostiske tests er afgørende for sygeplejersker, der arbejder på afdelingen for infektionssygdomme. Disse tests gør det muligt at identificere det ansvarlige smitstof, overvåge sygdommens

udvikling og vurdere behandlingens effektivitet. Her er en oversigt over de diagnostiske tests, der almindeligvis anvendes ved infektionssygdomme:

1. Bloddyrkning :
En blodprøve tages for at identificere bakterier eller svampe i blodet. Det er afgørende for diagnosticeringen af sepsis.

2. Svaberprøver :
Dette kan gøres fra forskellige steder, såsom hals, næse eller sår, for at påvise tilstedeværelsen af mikroorganismer. Svaberprøver kan testes for tilstedeværelsen af bakterier, vira eller andre smitsomme stoffer.

3. Urinanalyse :
Nyttig til at opdage infektioner i urinvejene. Dette omfatter urindyrkning for at identificere bakterier og mikroskopisk undersøgelse for at påvise leukocytter, erythrocytter og bakterier.

4. Hurtig antigen-test :
Bruges til hurtigt at identificere visse mikroorganismer ved at påvise deres antigener. For eksempel den hurtige streptokok-antigen-test for gruppe A-streptokok-infektioner.

5. PCR (polymerasekædereaktion) :
En teknik, der forstærker DNA eller RNA fra et patogen for at gøre det lettere at opdage. PCR bruges ofte til at diagnosticere virusinfektioner, såsom HIV, hepatitis eller COVID-19.

6. Serologiske tests :
Disse tests påviser antistoffer, der produceres af kroppen som reaktion på en infektion. De er nyttige til at identificere virusinfektioner som mononukleose eller hepatitis, eller til

at afgøre, om en person er immun over for visse sygdomme.

7. Radiografi og billeddannelse :
Et røntgenbillede af brystkassen kan hjælpe med at diagnosticere lungebetændelse. Andre billedteknikker, såsom CT eller MRI, kan bruges til at lokalisere infektioner i andre dele af kroppen.

8. Test af følsomhed over for antibiotika :
Når en bakterie er blevet identificeret, kan den testes for følsomhed over for forskellige antibiotika. Det hjælper lægerne med at vælge den mest effektive behandling.

9. Lumbalpunktur :
En procedure, hvor der tages en prøve af cerebrospinalvæsken fra rygsøjlen. Det er vigtigt for at diagnosticere infektioner som meningitis.

10. Biopsi og histopatologi :
I nogle tilfælde kan man tage en lille vævsprøve og undersøge den i et mikroskop for at se, om der er tegn på infektion.

For sygeplejersker er det afgørende at forstå disse tests, ikke kun for at administrere og håndtere dem korrekt, men også for at uddanne og informere patienterne. Det hjælper dem også med at forstå og forudse potentielle patientbehov, fortolke resultater i den kliniske kontekst og samarbejde effektivt med det medicinske team for at yde optimal pleje.

Administration af medicin

- **Antibiotikabehandling: administration og overvågning.**

Antibiotikabehandling er rygraden i behandlingen af mange bakterielle infektioner. Den har til formål at dræbe eller hæmme bakteriernes vækst. For sygeplejersker på afdelingen for infektionssygdomme er en grundig viden om administration og overvågning af antibiotika afgørende for at sikre en effektiv behandling og minimere potentielle bivirkninger.

1. Valg af antibiotikum :

Før administration er det afgørende at bekræfte behovet for et antibiotikum, at sikre dets egnethed til det mistænkte infektiøse agens og at kontrollere bakteriernes følsomhed over for antibiotikummet (ved hjælp af en følsomhedstest).

2. Administrationsvej :
   - **Oral**: i tablet-, kapsel- eller væskeform. Vigtigt til hjemmebehandling eller mindre alvorlige infektioner.
   - **Intravenøs (IV)**: til mere alvorlige infektioner, eller når patienten ikke kan tage oral medicin.
   - **Intramuskulær (IM)**: mindre almindelig, men bruges til visse lægemidler eller situationer.

3. Dosering og hyppighed :

Det er afgørende at sikre, at patienten får den rigtige dosis med det rigtige interval. En forkert dosis eller et uhensigtsmæssigt interval kan reducere effekten af behandlingen eller øge risikoen for bivirkninger.

4. Overvågning af effektiviteten:
   - Overvåg patientens symptomer for at sikre, at de bliver bedre.
   - Overvåg kulturer (f.eks. blodkulturer) for at kontrollere, at bakterierne er reduceret eller forsvundet.

- Udfør regelmæssige tests for at overvåge bakteriel belastning eller andre indikatorer for infektion.

5. Overvågning af bivirkninger :
Antibiotika kan have en række bivirkninger, fra allergiske reaktioner til gastrointestinale problemer.
- **Allergiske reaktioner**: Hududslæt, kløe, hævelse, åndedrætsbesvær. I sjældne tilfælde kan der opstå en alvorlig anafylaktisk reaktion.
- **Gastrointestinale virkninger**: Kvalme, opkastning, diarré.
- **Effekter på tarmfloraen**: Nogle antibiotika kan forstyrre balancen mellem de "gode" bakterier i tarmen, hvilket kan føre til Clostridium difficile-infektioner.
- **Lægemiddelinteraktioner**: Nogle antibiotika kan interagere med andre lægemidler og ændre deres virkning eller bivirkninger.

6. Patientuddannelse:
Det er vigtigt at informere patienterne om, hvor vigtigt det er at gennemføre hele behandlingen, også selvom de får det bedre. Det reducerer risikoen for antibiotikaresistens. Patienterne bør også informeres om potentielle bivirkninger og behovet for at rapportere usædvanlige symptomer.

7. Antibiotikaresistens :
Sygeplejersker skal være opmærksomme på risikoen for antibiotikaresistens. Uhensigtsmæssig eller overdreven brug af antibiotika kan føre til fremkomsten af resistente bakterier, hvilket gør infektioner sværere at behandle.

Korrekt administration og overvågning af antibiotika er afgørende for at maksimere deres effektivitet og minimere risici. Sygeplejersken spiller en central rolle i denne proces ved at sikre, at patienten får den rigtige medicin, i den rigtige dosis, på det rigtige tidspunkt, samtidig med at hun nøje overvåger responsen på behandlingen og eventuelle bivirkninger.

• Vaccination: teknikker og betydning.

Vaccination er en af de mest effektive og økonomiske måder at forebygge smitsomme sygdomme på. Det har ændret folkesundheden og har med succes udryddet sygdomme som kopper og reduceret forekomsten af andre sygdomme som polio, mæslinger og difteri betydeligt. For sygeplejersker, der arbejder med infektionssygdomme, er vaccination en grundlæggende færdighed.

1. Forståelse af det grundlæggende :
   - **Vaccinestoffer**: Vacciner kan bestå af levende, svækkede patogener, inaktiverede stoffer, toksoider eller fragmenter af patogenet.
   - **Virkningsmekanisme**: Vacciner efterligner en infektion uden at forårsage sygdom. De stimulerer immunsystemet til at producere en reaktion, herunder produktion af antistoffer. Hvis patienten derefter udsættes for det rigtige patogen, kan immunsystemet genkende det og bekæmpe det hurtigt.

2. Vaccinationsteknikker :
   - **Intramuskulær (IM)**: Vaccinen injiceres i en muskel, normalt i armen eller låret.
   - **Subkutan (SC)**: Vaccinen injiceres under huden.
   - **Intradermal (ID)**: Injiceres i det øverste lag af huden.
   - **Oral**: Vaccinen administreres gennem munden, ofte i flydende form.

3. Vigtigheden af vaccination :
   - **Individuel beskyttelse**: Vaccination beskytter individer direkte mod potentielt alvorlige sygdomme.
   - **Kollektiv immunitet (eller gruppeimmunitet)**: Når en stor del af befolkningen er vaccineret, er det sværere

for en sygdom at sprede sig. Det beskytter også dem, der ikke kan vaccineres, f.eks. mennesker, der har nedsat immunforsvar eller er allergiske over for en vaccine.
- **Udryddelse af sygdomme** : Med tilstrækkelig vaccinationsdækning er det muligt helt at udrydde visse sygdomme.

4. Udfordringerne ved vaccination :
- **Tøven med vaccinen**: Bekymringer om vaccinens sikkerhed, religiøse eller personlige overbevisninger eller mangel på information kan føre til tøven med at lade sig vaccinere.
- **Adgang til vacciner**: I visse regioner eller for visse befolkningsgrupper kan adgangen til vacciner være begrænset på grund af omkostninger, distributionsproblemer eller konflikter.

5. Sygeplejerskens rolle :
- **Administration**: Sygeplejersker spiller ofte en central rolle i administrationen af vacciner og sikrer, at den korrekte teknik anvendes.
- **Uddannelse**: De informerer patienter og familier om de potentielle fordele og risici, der er forbundet med vaccination, og reagerer på deres bekymringer.
- **Overvågning**: Efter vaccinationen overvåger sygeplejerskerne patienterne for eventuelle bivirkninger eller uønskede reaktioner.
- **Registrering**: Sygeplejersker sikrer, at vaccinationer registreres korrekt, hvilket hjælper med at opretholde nøjagtige sundhedsjournaler.

Vaccination er en vigtig del af forebyggende medicin, og sygeplejersker med speciale i infektionssygdomme står ofte i forreste linje i dette vigtige initiativ. Ikke alene administrerer de vacciner, men de spiller også en afgørende rolle i at uddanne patienter og overvåge virkningerne efter vaccinationen.

Håndtering af komplikationer

- **Identificere tegn på lidelse hos en patient.**

Hurtig identifikation af tegn på lidelse hos en patient er en afgørende færdighed for enhver sundhedsperson, herunder sygeplejersker med speciale i infektionssygdomme. Tidlig genkendelse af disse tegn kan muliggøre øjeblikkelig indgriben, hvilket kan forbedre patientens prognose betydeligt. Tegnene på nød kan variere afhængigt af, hvad der forårsager nøden (åndedræt, hjerte, neurologi osv.), men visse tegn og symptomer ses ofte i mange nødsituationer.

1. Åndedrætsbesvær :
   - Hurtig eller overfladisk vejrtrækning.
   - Brug af hjælpemuskler til at trække vejret (f.eks. nakkemusklerne).
   - Cyanose (blåligt skær i huden, især omkring læberne og neglene).
   - Unormale vejrtrækningslyde som hvæsende vejrtrækning eller snorken.
   - Afbrudt tale eller manglende evne til at afslutte sætninger i et enkelt åndedrag.
   - Agitation eller forvirring på grund af nedsat ilttilførsel til hjernen.

2. Hjertestop :
   - Brystsmerter eller ubehag.
   - Uregelmæssig hjerterytme.
   - Svimmelhed eller ørhed.
   - Åndenød.
   - Koldsved.
   - Kvalme eller opkastning.

- Uforklarlig træthed.

3. Neurologisk lidelse :
    - Pludselige ændringer i synet.
    - Forvirring eller ændret mental tilstand.
    - Vanskeligheder med at tale eller forstå.
    - Tab af koordination eller balance.
    - Pludselig svaghed eller følelsesløshed, især i den ene side af kroppen.
    - Alvorlig eller usædvanlig hovedpine.

4. Gastrointestinale problemer :
    - Alvorlig og vedvarende opkastning eller diarré.
    - Intense mavesmerter.
    - Blod i opkast eller afføring.
    - Udspilet mave.

5. Generelle tegn på nød :
    - Pludselig ændring i bevidsthed.
    - Alvorlig angst eller uro.
    - Bleg, kold eller klam hud.
    - Takykardi (hurtig hjerterytme) eller bradykardi (langsom hjerterytme).
    - Hypertension eller hypotension.
    - Nedsat eller ingen urinproduktion.

6. Psykologisk stress :
    - Desorientering eller forvirring.
    - Paranoia eller hallucinationer.
    - Usammenhængende tale eller uorganiserede tanker.
    - Ophidset eller aggressiv adfærd.
    - Selvmordstanker eller selvdestruktiv adfærd.

Når man står over for disse tegn, er hurtig indgriben afgørende. Sygeplejerskerne skal vurdere situationen, stabilisere patienten så vidt muligt, hurtigt informere det medicinske team og forberede patienten på yderligere indgreb eller diagnosticering, hvis det er nødvendigt. De spiller også en vigtig rolle i kommunikationen med patienten og familien og giver information, støtte og vejledning i disse kritiske tider.

- **Førstehjælp i tilfælde af åndedrætsbesvær, septisk chok osv.**
Øjeblikkelig pleje af en patient i nød er afgørende for at stabilisere deres tilstand og forhindre mulige komplikationer. Sygeplejersker, som ofte er i frontlinjen, skal være veluddannede i førstehjælp i en række forskellige nødsituationer. Her kan du se, hvordan du håndterer åndedrætsbesvær, septisk chok og andre almindelige nødsituationer:

1. Åndedrætsbesvær :
   - **Position**: Sørg for, at patienten sidder halvt ned for at lette vejrtrækningen.
   - Luftveje: Kontrollér, at patientens luftveje er frie. Fjern enhver synlig obstruktion.
   - Ilt: Giv **ilt i** overensstemmelse med lokale retningslinjer eller protokoller.
   - **Vurdering**: Lyt til patientens vejrtrækning med et stetoskop for at identificere eventuelle unormale lyde.
   - **Medicin**: Giv bronkodilatatorer eller anden nødvendig medicin, hvis det er ordineret.
   - **Overvågning**: Fortsæt med at overvåge patienten, og vær klar til at gribe ind i tilfælde af åndedrætsstop.

2. Septisk chok :
   - **Genkendelse**: Identificer hurtigt symptomerne på septisk shock, såsom forvirring, hurtig vejrtrækning, takykardi, feber eller hypotermi og lavt blodtryk.
   - **Væsker**: Intravenøs væske skal gives med det samme for at øge blodtrykket.
   - **Medicin**: Giv antibiotika så hurtigt som muligt, helst efter at have taget bloddyrkninger.

- Overvågning: Overvåg patientens vitale tegn, diurese og iltning. Tilpas behandlingen i forhold til patientens fremskridt.
- **Støtte**: Åndedrætshjælp og vasoaktive lægemidler kan være nødvendige for at opretholde tilstrækkelig iltning og blodtryk.

3. Hjertestop :
   - **Ring**: Alarmér straks lægeteamet, eller bed en anden om at gøre det.
   - **Hjerte-lunge-redning (HLR)**: Start HLR med det samme, hvis patienten ikke viser tegn på liv.
   - **Defibrillering**: Brug en automatisk ekstern defibrillator (AED), hvis den er tilgængelig, og følg instruktionerne på apparatet.
   - **Medicin**: Afhængigt af lokale regler kan der gives medicin som f.eks. adrenalin.

4. Større blødninger :
   - **Kompression**: Tryk direkte på såret med en bandage eller en ren klud for at stoppe blødningen.
   - **Elevation**: Hvis det er muligt, skal du hæve den del af kroppen, der bløder.
   - Overvågning: Overvåg patientens vitale tegn. Sørg for, at han ikke viser tegn på chok på grund af blodtab.
   - **Yderligere behandlinger**: Afhængigt af situationen kan det være nødvendigt med sting, hæfteklammer eller andre indgreb.

Når den umiddelbare situation er stabiliseret, er det i alle tilfælde afgørende at vurdere den underliggende årsag til problemet og give en passende behandling. Løbende træning og regelmæssig øvelse af førstehjælpsteknikker er afgørende for at sikre effektiv behandling i nødsituationer.

Kapitel 4

HYGIEJNEFORANSTALTNINGER OG FOREBYGGE SMITTE

Grundlæggende principper hospitalshygiejne

- **Håndvask, brug af PPE (personlige værnemidler).**

Infektionsforebyggelse er en grundpille i sygeplejen, og det gælder især på en afdeling, der beskæftiger sig med infektionssygdomme. Håndvask og korrekt brug af personlige værnemidler (PPE) er to vigtige foranstaltninger til at minimere overførslen af smitsomme stoffer.

Håndvask :
Håndvask er en af de mest effektive måder at forhindre overførsel af infektioner på.
- Hvornår skal man vaske hænder?
    - Før og efter enhver direkte kontakt med en patient.
    - Før du udfører en aseptisk opgave.
    - Når du har taget handskerne af.
    - Efter kontakt med kropsvæsker, slimhinder, ikke-intakte forbindinger eller snavsede genstande.
    - Efter berøring af patientens umiddelbare omgivelser.
- Sådan vasker du hænder:
    - Brug sæbe og vand til manuel vask eller en hydroalkoholisk opløsning til desinfektion uden vand.
    - Gnid dine hænder mod hinanden, og glem ikke områderne mellem fingrene, håndryggene og tommelfingrene.
    - Skyl og tør grundigt.

Brug af personlige værnemidler :
Korrekt brug af personlige værnemidler er afgørende for at beskytte både sundhedspersonale og patienter.
- Typer af personlige værnemidler :

- **Handsker**: til beskyttelse af hænderne ved kontakt med kropsvæsker, slimhinder eller ikke-integral hud.
- **Masker og åndedrætsværn**: til at beskytte næse og mund mod luftbårne dråber og partikler.
- **Øjenbeskyttelse**: f.eks. beskyttelsesbriller eller ansigtsskærm for at beskytte øjnene mod stænk eller dråber.
- **Kittel**: til at beskytte huden og forhindre kontaminering af tøjet, når man udsættes for smitsomme stoffer.
- På- og aftagning af personlige værnemidler :
  - Kendskab til den korrekte procedure for på- og aftagning af personlige værnemidler e r afgørende for at undgå krydskontaminering.
  - **Tilpasning**: Gå altid fra det reneste til det mindst rene. Tag f.eks. masken på først, derefter kitlen og til sidst handskerne.
  - **Fjernelse**: Gør det modsatte. Start med det mest snavsede, som regel handskerne, derefter kitlen og til sidst masken.
  - Vask altid hænder, når du har taget dine personlige værnemidler af.
- Vedligeholdelse af personlige værnemidler :
  - Meget PPE er til engangsbrug og skal kun bruges én gang.
  - Sørg for at rengøre og desinficere genanvendelige personlige værnemidler i overensstemmelse med producentens anvisninger og hospitalets protokoller.

Regelmæssig træning og påmindelser om korrekt brug af personlige værnemidler og håndvask er afgørende for at sikre, at disse praksisser konstant følges og opdateres i overensstemmelse med de seneste anbefalinger.

- **Overfladedesinfektion og håndtering af medicinsk affald.**

Desinfektion af overflader og korrekt håndtering af medicinsk affald er vigtige elementer i opretholdelsen af et sikkert miljø og minimering af risikoen for infektion. Denne praksis er afgørende for at beskytte patienter, medicinsk personale og den brede offentlighed.

Desinfektion af overflader :
- **Derfor er det vigtigt**: Overflader kan let blive kontamineret af patogene mikroorganismer, især i en medicinsk sammenhæng. Regelmæssig desinfektion er derfor afgørende for at forhindre, at de spredes.
- Typer af desinfektionsmidler :
    - Alkoholbaserede desinfektionsmidler.
    - Oxiderende midler som f.eks. blegemiddel.
    - Kvaternære ammoniumderivater.
    - Og mange andre, afhængigt af behovet og typen af patogen.
- Fremgangsmåde:
    - Rengør først overfladen med vand og rengøringsmiddel for at fjerne synligt snavs.
    - Påfør desinfektionsmiddel i henhold til producentens anvisninger.
    - Lad det virke i den anbefalede tid for at opnå optimal effekt.
    - Skyl om nødvendigt.
- **Hyppighed**: Visse overflader, især dem, man ofte rører ved (dørhåndtag, håndtag, arbejdsflader), skal desinficeres regelmæssigt, endda flere gange om dagen i højrisikoområder.

Håndtering af medicinsk affald :
- Klassificering:
    - **Smittefarligt affald**: Materiale, der er forurenet med blod eller andre kropsvæsker, f.eks. forbindinger, handsker, sprøjter osv.

- **Skarpt affald**: Nåle, skalpeller og andre genstande, der kan stikke eller skære.
- **Farmaceutisk affald:** udløbet, ubrugt eller forurenet medicin.
- **Kemisk affald**: Desinfektionsmidler, opløsningsmidler osv.
- **Radioaktivt affald** : Produkter eller materialer, der udsættes for stråling.
- Kollektion :
  - Brug specifikke beholdere til hver type affald.
  - Skarpt affald skal anbringes i stive, vandtætte beholdere for at forhindre ulykker.
  - Poser til smittefarligt affald skal være stærke og modstandsdygtige over for punktering.
- Opbevaring og transport :
  - Opbevar affald på et sikkert sted, væk fra offentligheden og områder med megen trafik.
  - Transport skal udføres af uddannet personale i lukkede og mærkede beholdere.
- Behandling og bortskaffelse :
  - Forbrænding bruges almindeligvis til smitsomt og skarpt affald.
  - Kemisk affald kræver særlig behandling for at blive neutraliseret.
  - Farmaceutisk affald kan forbrændes eller neutraliseres afhængigt af dets art.
- Forebyggelse af ulykker :
  - Løbende uddannelse af personalet er afgørende for at forebygge ulykker.
  - Brug personlige værnemidler, når du håndterer affald.
  - Nålene må aldrig samles igen efter brug.

Overfladedesinfektion og omhyggelig håndtering af medicinsk affald er afgørende for at sikre et sikkert miljø. Uddannelse, standardiserede procedurer og konstant årvågenhed er nøglen til at forebygge infektioner og beskytte alle.

Isolering af patienter

Typer af isolation: kontakt, dråber, luftbåren.
Isolation er en forebyggende foranstaltning, der ofte bruges på hospitaler for at forhindre spredning af smitsomme stoffer. Isolationsprotokoller er baseret på, hvordan et bestemt patogen overføres. Forståelse og korrekt anvendelse af disse isolationstyper er afgørende for at beskytte både patienter og medicinsk personale.

1. Isolering af kontakt:
   - **Formål**: At forhindre overførsel af patogener, der spredes ved direkte kontakt (berøring af patienten) eller indirekte kontakt (berøring af genstande eller overflader, som patienten har rørt ved).
   - **Almindelige indikationer**: Clostridium difficile-infektioner, methicillinresistent staphylococcus aureus (MRSA), carbapenemresistente Enterobacteriaceae osv.
   - Forebyggende foranstaltninger :
     - Brug af handsker og kitler, når du går ind på patientens stue.
     - Regelmæssig desinfektion af overflader.
     - Hyppig håndvask med vand og sæbe eller en hydroalkoholisk opløsning.

2. Isolering ved hjælp af dråber :
   - **Formål**: At forhindre overførsel af patogener, der spredes med store dråber, når en inficeret person hoster, nyser eller taler.
   - **Almindelige indikationer**: Influenza, kighoste, visse former for meningitis, parvovirus B19-infektion osv.
   - Forebyggende foranstaltninger :

- Brug en kirurgisk maske, når du går ind på patientens stue.
- Patienter bør bære maske, når de transporteres ud af deres værelse.
- Besøg bør begrænses, og besøgende skal informeres om vigtigheden af at bære maske.

3. Luftbåren isolering :
- **Formål**: At forhindre overførsel af patogener, der spredes af fine partikler, som kan forblive svævende i luften i lange perioder.
- **Almindelige indikationer**: Tuberkulose, skoldkopper, mæslinger og visse stammer af højpatogen influenza.
- Forebyggende foranstaltninger :
    - Brug af et N95-åndedrætsværn eller et luftrensende åndedrætsværn (PAPR), når du går ind på patientens værelse.
    - Patientkammeret skal være under negativt tryk for at forhindre luftbårne partikler i at slippe ud.
    - Soveværelsesdøre skal forblive lukkede, og patienter skal så vidt muligt blive på deres værelser.
    - Patienter bør bære en kirurgisk maske, hvis de skal transporteres uden for deres værelse.

For hver type isolation er det vigtigt nøje at følge anbefalingerne, tydeligt at skilte med isolationsforanstaltningerne uden for patientens værelse og at sikre, at patienten, dennes familie og besøgende forstår vigtigheden af og grundene til disse foranstaltninger. Løbende træning og uddannelse af det medicinske personale er afgørende for at sikre effektiviteten af disse isolationsprotokoller.

- **Implementering og overholdelse af protokoller.**

Implementering og nøje overholdelse af hospitalsprotokoller er afgørende for at sikre patienternes og det medicinske personales sikkerhed. Protokoller er designet til at give pleje af høj kvalitet, minimere medicinske fejl og reducere spredningen af infektioner. Lad os tackle dette emne på en flydende måde.

Udarbejdelse af protokoller:
Det hele starter med udarbejdelsen af protokoller. De er generelt resultatet af et samarbejde mellem medicinske eksperter, baseret på den bedste tilgængelige videnskabelige evidens. Disse protokoller afspejler en kombination af klinisk forskning, erfaring og professionel konsensus.

Vigtigheden af protokollerne:
Protokoller fungerer som et kompas for plejepersonalet. De giver klare retningslinjer for de procedurer, der skal følges, og sikrer, at alle patienter får det samme niveau af kvalitetspleje. De spiller også en afgørende rolle i infektionsforebyggelse og -kontrol og minimerer de risici, der er forbundet med inkonsekvent eller fejlagtig praksis.

Implementering af protokollerne:
Når en protokol er udviklet, skal den introduceres ordentligt. Det indebærer ofte træning for at sikre, at alle er klar over, at den findes, og forstår dens betydning. Workshops, simuleringer og praktiske demonstrationer kan være værdifulde værktøjer i denne henseende.

Overvågning og respekt:
Men det er ikke nok at etablere en protokol. Det er lige så vigtigt at overvåge overholdelsen regelmæssigt. Interne audits kan udføres for at vurdere overholdelsen. Hvis der observeres afvigelser, skal årsagerne identificeres, uanset

om de er knyttet til manglende viden om protokollen, utilstrækkelige ressourcer eller andre faktorer.

Opdatering af protokol:
Medicin er et område i konstant udvikling. Ny forskning publiceres, nye metoder udvikles, og nyt udstyr introduceres. Som følge heraf skal protokoller regelmæssigt gennemgås og opdateres for at afspejle disse fremskridt.

Sikkerhedskultur:
Succesen med at implementere og overholde protokoller afhænger i høj grad af virksomhedens kultur. Det er vigtigt at indføre en sikkerhedskultur, hvor alle opfordres til at rapportere problemer uden frygt for repressalier. I et sådant miljø ses fejl som muligheder for at lære og ikke som fejl, der skal straffes.

Alles engagement:
Endelig er overholdelse af protokoller et fælles ansvar. Fra overlægen til portøren, inklusive sygeplejersker, teknikere og endda patienter, har alle en rolle at spille for at sikre, at procedurerne følges til punkt og prikke.

Protokoller er mere end blot dokumenter; de afspejler den bedste medicinske praksis. Deres strenge implementering og urokkelige overholdelse garanterer kvaliteten af plejen, patientsikkerheden og institutionens omdømme. På det medicinske område, hvor fejlmarginerne ofte er små, er det bydende nødvendigt, at enhver handling er styret af dokumenteret ekspertise og klare retningslinjer.

Forebyggelse i lokalsamfundet

- **Oplysning af offentligheden om smitsomme sygdomme.**

Oplysning af offentligheden om smitsomme sygdomme er af afgørende betydning, ikke kun for at beskytte enkeltpersoner, men også for at sikre sundheden i samfundet som helhed. En velinformeret offentlighed er bedre forberedt til at træffe informerede beslutninger om deres helbred og til at vedtage forebyggende adfærd. Her er en udforskning af dette tema i flydende, dybdegående termer.

Forståelsen af infektionssygdomme begynder med erkendelsen af, at patogener, såsom bakterier, vira, svampe og parasitter, kan forårsage sygdom hos mennesker. Disse agenser kan overføres på mange forskellige måder, f.eks. ved direkte kontakt, via dråber, gennem luften eller via vektorer som myg.

Uddannelse er det første skridt mod forebyggelse. Når folk forstår, hvordan en sygdom spredes, er de mere tilbøjelige til at udvise en adfærd, der reducerer deres risiko for at blive smittet. Det kan være så enkle ting som at vaske hænder regelmæssigt eller blive hjemme, når man er syg, for at undgå at sprede en sygdom til andre.

Afmystificering er også afgørende. Epidemier som COVID-19 har vist, hvordan misinformation kan sprede sig lige så hurtigt som selve virussen. Det er afgørende, at offentligheden har adgang til nøjagtig og pålidelig information for at modvirke myter og misforståelser.

Vaccination er et andet vigtigt emne i undervisningen om smitsomme sygdomme. Det er vigtigt at få offentligheden til at forstå fordelene ved vaccination, ikke kun for individuel beskyttelse, men også for beskyttelse af dem, der ikke kan vaccineres, gennem begrebet flokimmunitet.

Derudover spiller **seksualundervisning** en afgørende rolle i forebyggelsen af seksuelt overførte sygdomme. En klar forståelse af sikker seksuel praksis og midler til beskyttelse er afgørende for at reducere spredningen af disse infektioner.

Det er også vigtigt at oplyse offentligheden om **antimikrobiel resistens**, som er ved at blive en alvorlig trussel mod den globale sundhed. At forstå farerne ved overforbrug eller misbrug af antibiotika er afgørende for at sikre deres langsigtede effektivitet.

Samarbejde med medierne er grundlæggende for at uddanne offentligheden. Sundhedspersonale skal arbejde hånd i hånd med journalister for at sikre, at den information, der formidles, er både præcis og tilgængelig.

At uddanne offentligheden i smitsomme sygdomme er en investering i fremtiden. En informeret offentlighed er ikke kun bedre forberedt på at beskytte sig mod infektioner, men er også mere tilbøjelig til at støtte politikker og programmer, der styrker folkesundheden. I en sammenkoblet verden, hvor en epidemi hurtigt kan blive til en pandemi, er denne uddannelse vigtigere end nogensinde.

- **Vaccinationskampagner og vigtigheden af immunisering.**

Vigtigheden af vaccinationskampagner og immunisering ligger grundlæggende i deres evne til at forebygge potentielt dødelige sygdomme og holde samfund sunde. Med en flydende tilgang undersøger vi denne afgørende rolle og dens indvirkning på den globale folkesundhed.

I århundredernes løb har **smitsomme sygdomme** været ubarmhjertige høstmaskiner af liv. Fra kopper og polio til mæslinger og difteri har disse sygdomme decimeret befolkninger og efterladt ødelagte samfund i deres kølvand. Men takket være fremskridt inden for videnskab og medicin har vi udviklet effektive vacciner, der, når de administreres bredt, kan eliminere eller reducere disse trusler betydeligt.

Vaccinationskampagner er orkestrerede initiativer, der har til formål at vaccinere en stor del af befolkningen mod en eller flere specifikke sygdomme. De lanceres ofte som reaktion på epidemier eller som en forebyggende foranstaltning i områder, hvor risikoen for epidemier er høj. Disse kampagner kan være rettet mod hele befolkningen eller specifikke grupper, såsom børn eller ældre.

Det smukke ved **immunisering** ligger i dens dobbelte fordel. For det første beskytter det den person, der er vaccineret. Hvis den person kommer i kontakt med det smitsomme stof, er deres immunsystem klar til at bekæmpe sygdommen. Men ud over denne individuelle beskyttelse er der også en kollektiv fordel. Når en tilstrækkelig stor del af et samfund er vaccineret, skaber det det, der kaldes **flokimmunitet** eller **gruppeimmunitet**. Det betyder, at selv folk, der ikke er immune, er beskyttet, fordi spredningen af sygdommen hindres. På denne måde bliver de mest sårbare, såsom spædbørn, ældre eller dem, der ikke kan vaccineres af medicinske årsager, indirekte beskyttet.

Det er vigtigt at understrege vigtigheden af vaccinationskampagner i en **økonomisk** og **social** sammenhæng. Epidemier kan lamme økonomier, hvilket resulterer i tabt produktivitet og høje medicinske omkostninger. Vaccinationskampagner er, selvom de kræver en indledende investering, ofte meget billigere end omkostningerne ved at håndtere en større epidemi.

Men immunisering er ikke uden **udfordringer**. Mistillid til vacciner, næret af misinformation, kan hæmme immuniseringsindsatsen. Derfor er det vigtigt at uddanne offentligheden og aflive myterne om vacciner.

Vaccinationskampagner og vigtigheden af immunisering rækker ud over rene sundhedsstatistikker. De legemliggør håbet om en verden, hvor børn kan vokse op uden frygt for engang så ødelæggende sygdomme. De er et vidnesbyrd om styrken i menneskeligt samarbejde og videnskabelig innovation, der arbejder sammen om at skabe en sundere fremtid for alle.

Kapitel 5

FØLELSESMÆSSIGE OG ETISKE UDFORDRINGER

Håndtering af stress og følelsesmæssig opladning

- **Vigtigheden af dekompression og støtte mellem kolleger.**
At arbejde i sundhedsvæsenet, især på en afdeling for infektionssygdomme, kan være både følelsesmæssigt og fysisk krævende. Situationernes alvor, den konstante kontakt med menneskelig lidelse og ansvarspresset kan nogle gange være overvældende. I denne sammenhæng er afkobling og støtte mellem kolleger ikke kun gavnligt: Det er afgørende for plejepersonalets velbefindende og dermed for kvaliteten af den pleje, der tilbydes patienterne.

Dekompression er den mentale pause, det åndedrag, der giver den enkelte mulighed for et øjeblik at distancere sig fra intensiteten i sit arbejde. Ligesom en dykker er nødt til at dekomprimere for at undgå faren for dykkersyge, er sundhedspersonale nødt til at finde øjeblikke, hvor de kan slippe det akkumulerede pres. Uanset om det er korte pauser, diskussioner med kolleger eller afslappende aktiviteter efter arbejde, er disse øjeblikke af pusterum afgørende for at genoplade mentale og følelsesmæssige batterier.

Støtte fra **kolleger** spiller en afgørende rolle i denne proces. Hvem bedre end en kollega kan forstå det specifikke pres i en given situation, eller smerten ved at miste en patient efter en lang kamp? Opmuntrende ord, et smil eller blot et medfølende øre kan gøre en stor forskel for en plejers dag.

Denne støtte tager flere former:
- **Empatisk lytning**: Den simple handling at lytte uden at dømme giver personen mulighed for at sætte ord på sine følelser, tydeliggøre dem og bearbejde dem.

- **Erfaringsudveksling**: At tale med en kollega, der allerede har været igennem lignende situationer, kan give indsigt og strategier til bedre at håndtere nuværende og fremtidige udfordringer.
- **Professionelt samarbejde**: At arbejde sammen, dele ansvar og udveksle ideer kan reducere følelsen af isolation og forbedre den kliniske effektivitet.
- **Mentorordning**: For nybegyndere kan en mentor eller en erfaren kollega være et bolværk mod udbrændthed og hjælpe dem med at tilpasse sig arbejdsmiljøet bedre.

Ud over interpersonel støtte er det også vigtigt at have **institutionelle strukturer,** der fremmer plejernes trivsel. Det kan være supervisioner, trivselsprogrammer, træning i modstandsdygtighed eller rådgivningstjenester.

At arbejde inden for det medicinske område kræver på grund af dets iboende stressende natur opmærksomhed og aktive foranstaltninger for at sikre sundhedspersonalets velbefindende. Dekompression og støtte mellem kolleger er to vigtige elementer i denne ligning, der ikke kun sikrer plejepersonalets mentale og følelsesmæssige sundhed, men også en bedre kvalitet af pleje for de patienter, de betjener.

- **Genkendelse af tegn på udbrændthed.**

At genkende tegnene på udbrændthed er afgørende, ikke kun for sundhedspersonalets individuelle velbefindende, men også for kvaliteten af den pleje, der ydes til patienterne. Udbrændthed defineres som professionel udmattelse som følge af kronisk stress på arbejdet, ofte forbundet med en følelse af at være overvældet og reduceret jobtilfredshed. I den medicinske sektor, især for sygeplejersker, der arbejder med infektionssygdomme, forstærkes risikoen af det følelsesmæssigt og fysisk krævende arbejde.

Udbrændthed manifesterer sig gennem en række symptomer, der kan påvirke flere dimensioner af personen: fysisk, følelsesmæssigt og adfærdsmæssigt. Her er, hvordan disse symptomer manifesterer sig:
- Fysiske symptomer :
  - Vedvarende træthed, selv efter en nats søvn eller dage med hvile.
  - Søvnforstyrrelser, såsom søvnløshed.
  - Hyppige muskelsmerter eller hovedpine.
  - Gastrointestinale lidelser.
  - Nedsat immunforsvar med øget modtagelighed for infektioner.
- Følelsesmæssige symptomer :
  - Følelser af udmattelse og følelsesmæssig tomhed.
  - Kynisme eller afstandtagen til arbejde, patienter eller kolleger.
  - Følelse af nedsat personlig tilfredsstillelse eller af ikke at kunne klare opgaven.
  - Tab af mening eller formål i arbejdet.
  - Følelser af isolation eller manglende forbindelse til andre.
  - Angst, irritabilitet eller depression.
- Adfærdsmæssige symptomer :
  - Tilbagetrækning fra professionelt ansvar.
  - Isolation fra kolleger eller venner.
  - Udskydelse eller forsinkelse i udførelsen af opgaver.
  - Øget brug af alkohol, stoffer eller medicin for at slappe af eller sove.
  - Mærkbare ændringer i appetitten.
  - Fravær eller tanker om at forlade erhvervet.

Det er vigtigt at understrege, at udbrændthed er en gradvis proces, og at symptomerne i starten kan være diskrete, før de forværres over tid. Det er derfor vigtigt at være årvågen og opmærksom på disse tegn hos dig selv og dine kolleger.

At genkende tegnene på udbrændthed er det første skridt til at gribe ind og søge hjælp. Denne hjælp kan tage form af professionel støtte, ændringer i arbejdsforholdene, regelmæssige pauser eller stresshåndteringsteknikker. Men frem for alt er det vigtigt at erkende, at udbrændthed ikke er en individuel svaghed, men snarere resultatet af et komplekst sæt faktorer, der ofte har rod i arbejdsmiljøet.

Etiske dilemmaer

• Fortrolighed og patientrettigheder.
Fortrolighed og patientrettigheder er kernen i medicinsk etik og udgør en grundlæggende søjle i forholdet mellem sundhedspersonale og patient. Respekt for privatlivets fred, beskyttelse af følsomme oplysninger og respekt for patientens autonomi er ikke kun juridiske eller etiske krav, men også afgørende elementer for at etablere og bevare tilliden mellem sundhedspersonalet og patienten.

Fortrolighed refererer til beskyttelsen af private oplysninger om patienten. Disse oplysninger kan være af medicinsk, personlig, social eller økonomisk karakter.
- **Beskyttelse af medicinske oplysninger**: Alle oplysninger om en patients helbred, herunder sygehistorie, aktuelle behandlinger, testresultater og andre medicinske data, skal forblive strengt fortrolige.
- **Tværfaglig kommunikation**: Selvom plejepersonalet nogle gange har brug for at dele oplysninger for at koordinere plejen, skal disse udvekslinger være fortrolige, og kun relevante og nødvendige oplysninger må videregives.

- **Sikker opbevaring af journaler**: Medicinske journaler skal opbevares sikkert, væk fra nysgerrige blikke, og elektroniske systemer skal beskyttes mod databrud.

Patientrettigheder omfatter en række garantier, der skal sikre, at alle patienter behandles med værdighed, respekt og selvbestemmelse. Disse rettigheder omfatter :
- **Ret til information**: Enhver patient har ret til at blive informeret på en klar og forståelig måde om sin helbredstilstand, de tilgængelige behandlingsmuligheder, de tilknyttede risici og så videre.
- **Informeret samtykke**: Før ethvert indgreb eller behandling skal patienterne give deres samtykke efter at være blevet fuldt informeret om konsekvenserne.
- **Afvisning af behandling** : Patienter har ret til at afvise behandling, selv hvis den er livsvigtig. I sådanne situationer skal sygeplejersken og lægeteamet respektere dette valg, samtidig med at de sikrer, at patienten fuldt ud forstår konsekvenserne af hans eller hendes beslutning.
- **Adgang til journaler**: Patienter har ret til at se deres journaler og få en kopi.
- **Ret til værdighed og respekt**: Uanset race, køn, religion, seksuel orientering eller andre karakteristika skal alle patienter behandles med værdighed og respekt.

Fortrolighed og patientrettigheder er uløseligt forbundet. Brud på fortroligheden kan gribe ind i patienternes rettigheder, især deres ret til privatliv. Omvendt kan forsømmelse af patientrettigheder føre til brud på fortroligheden. For sygeplejersker og andet sundhedspersonale er det afgørende at forstå og respektere disse principper, ikke kun for at overholde loven og den professionelle etik, men også for at yde kvalitetspleje og gøre sig fortjent til patienternes tillid.

- **Håndtering af vanskelige situationer: afvisning af behandling, livets afslutning osv.**
Håndtering af vanskelige situationer er en naturlig del af lægegerningen. Især for sygeplejersker, som ofte er i frontlinjen og i tæt kontakt med patienter og deres familier, kan disse situationer være følelsesmæssigt ladede og vanskelige at håndtere. Blandt de mest almindelige situationer er afvisning af behandling og pleje ved livets afslutning.

Afvisning af behandling :
En patients afvisning af behandling, uanset årsagen, kan være en kilde til frustration eller uforståenhed for sundhedspersonalet. Men det er vigtigt at :
- **Respekt for patientens valg** : Patientens autonomi er fundamental. Hvis patienten vurderes at være i stand til at træffe en informeret beslutning, skal hans eller hendes valg respekteres, også selv om lægeteamet ikke er enig i det.
- **Forstå grundene til afvisningen**: At tale med patienten for at forstå grundene til afvisningen kan hjælpe med at fjerne misforståelser eller løse specifikke problemer.
- **Giv fuld information**: Sørg for, at patienterne har al den information, de behøver for at forstå konsekvenserne af deres valg. Det omfatter de potentielle risici, fordele og alternativer.

Pleje ved livets afslutning :
Livets afslutning er en delikat periode, der kræver stor følsomhed og en tilgang, der fokuserer på patienten og deres familie.

- **Smerte- og komforthåndtering**: Hovedformålet er at sikre patientens komfort og effektivt håndtere smerter og andre ubehagelige symptomer.
- **Åben kommunikation**: Ærlig og empatisk kommunikation med patienter og deres familier er afgørende, hvis vi skal forstå deres ønsker, bekymringer og forventninger.
- **Følelsesmæssig støtte**: Ud over den fysiske pleje er det vigtigt at give følelsesmæssig støtte til patienten og familien, så de kan håndtere stress, frygt og sorg.
- **Respekt for patientens ønsker**: Hvis patienten har udtrykt specifikke ønsker om pleje ved livets afslutning, såsom et livstestamente eller et forhåndsdirektiv, skal disse respekteres.

Håndtering af sygeplejerskers følelser :
Det er også vigtigt at anerkende den følelsesmæssige påvirkning, som disse situationer kan have på sygeplejerskerne selv.

- **Træd et skridt tilbage**: At anerkende dine egne følelser og tage et øjeblik til at trække vejret eller fokusere igen kan hjælpe dig med at håndtere situationen mere roligt.
- **Støtte fra kollegaer**: At tale med en kollega eller supervisor kan give et andet perspektiv og følelsesmæssig støtte.
- **Søge supervision eller rådgivning**: I visse situationer kan det være en fordel at konsultere en psykolog eller en rådgiver med speciale i medicinsk behandling for at håndtere komplekse følelser eller etiske dilemmaer.

I alle disse situationer er det afgørende at huske, at hver patient er unik med sine egne overbevisninger, værdier og ønsker. En patientcentreret tilgang, baseret på empati, respekt og kommunikation, er nøglen til at håndtere disse vanskelige situationer effektivt.

Kapitel 6

SÆRLIGE TILFÆLDE OG NYE SYGDOMME

Epidemier og pandemier : sygeplejerskens rolle

- **Krisestyring og tilpasning til nødsituationer.**

Krisestyring og tilpasning til nødsituationer er uden tvivl en af de mest afgørende færdigheder, en sygeplejerske skal have. Uanset om det er en overfyldt skadestue, en pludselig epidemi eller en naturkatastrofe, er disse svære tider uforudsigelige og kræver en hurtig, struktureret og velovervejet reaktion.

Forestil dig en nat, hvor alt virker roligt på afdelingen, og pludselig flimrer lyset, og der lyder en alarm, som annoncerer en generel strømafbrydelse. Eller i løbet af en normal vagt ankommer en række patienter samtidigt, som alle har alarmerende symptomer på en ukendt infektionssygdom. På tidspunkter som disse, hvor hvert sekund tæller, skal sygeplejerskerne være i stand til at jonglere mellem tilsyneladende ro og latent kaos, at handle effektivt og samtidig bevare hver enkelt patients sikkerhed og værdighed.

Tilpasning starter med forberedelse. Klare protokoller, regelmæssige simulationer og løbende træning giver sygeplejerskerne mulighed for at gøre sig fortrolige med de trin, der skal følges. Viden om udstyr, nødudgange, placeringen af vigtig medicin og kommunikationsudstyr er lige så afgørende.

Men ud over teknisk viden kræver krisestyring også følelsesmæssig robusthed. At vide, hvordan man forbliver rolig, fokuseret og effektiv under pres, er et uvurderligt aktiv. Stress og adrenalin kan nogle gange sløre dømmekraften, men en erfaren sygeplejerske ved, hvordan han eller hun bruger denne energi til sin fordel og forvandler angst til skærpet koncentration.

Kommunikation er også nøglen i disse situationer. Det er vigtigt at informere teamet hurtigt, videregive vigtige oplysninger præcist, lytte aktivt og arbejde tæt sammen med læger, sygeplejersker og andet medicinsk personale. Det er lige så vigtigt at berolige patienterne, forklare situationen tydeligt og lytte til dem.

I en krise tæller hver eneste handling. Uanset om det drejer sig om at give medicin hurtigt, yde førstehjælp eller henvise en patient til den rette service, er effektivitet og præcision afgørende.

Men efter stormen kommer roen. Og det er nu, det er vigtigt at lære af nødsituationen, analysere de trufne foranstaltninger, fejre succeserne og identificere områder, der kan forbedres. Krisestyring stopper ikke, når nødsituationen er overstået; den fortsætter med debriefing, træning og forberedelse til fremtidige begivenheder.

Kort sagt er krisestyring og tilpasning til nødsituationer komplekse balletter, hvor sygeplejersker udfører en dans, der både er metodisk og intuitiv, en blanding af kunst og videnskab, mod og medfølelse.

- **Erfaring med tidligere epidemier: HIV, ebola, COVID-19 osv.**

Epidemier og pandemier har en dybtgående indvirkning på samfund, påvirker folkesundhedspolitikker og former medicinsk uddannelse og praksis. For sygeplejersker er hver epidemi en påmindelse om engagementet, risiciene, men også de erfaringer, man har gjort sig.

HIV/AIDS :
HIV blev først opdaget i 1980'erne og har ændret den moderne lægevidenskab.

- **Stigmatisering**: De første HIV-patienter blev grusomt stigmatiseret, og sygeplejerskerne var blandt de første til at yde medmenneskelig omsorg på trods af den fremherskende frygt.
- **Universel beskyttelse**: Det var med HIV, at universelle beskyttelsesprotokoller - at behandle enhver patient som potentielt smitsom - virkelig slog igennem.
- **Efteruddannelse**: Sygeplejersker har spillet en vigtig rolle i at uddanne offentligheden, afmystificere sygdommen og fremme forebyggelse.

Ebola:
Ebola-epidemien i Vestafrika fra 2014-2016 var en stor sundhedskrise.
- **Hurtig reaktion**: Den hurtige spredning af ebola understregede vigtigheden af hurtig reaktion. Sygeplejersker, der ofte er i frontlinjen, var afgørende for at identificere og isolere tilfælde.
- **Ekstreme beskyttelsesforanstaltninger**: Med en høj dødelighed har ebola krævet hidtil usete beskyttelsesforanstaltninger, der tvinger sygeplejersker til at udstyre sig med fuldt beskyttelsesudstyr under ofte ekstreme forhold.
- **Oplæring på jobbet**: I de berørte regioner er der blevet etableret hurtig oplæring på jobbet for sygeplejersker, hvilket understreger vigtigheden af tilpasningsevne i krisesituationer.

COVID-19:
COVID-19-pandemien vendte op og ned på verden i 2020.
- **Intensivpleje**: Den alvorlige respiratoriske karakter af COVID-19 krævede en massiv forøgelse af intensivkapaciteten, hvilket understregede den afgørende rolle, som specialiserede intensivsygeplejersker spiller.

- **Ændring af protokoller**: Over for en ny virus har pleje- og beskyttelsesprotokoller regelmæssigt skullet tilpasses, hvilket har krævet fleksibilitet og konstant opdatering af viden.
- **Følelsesmæssig støtte**: Da hospitalerne var overfyldte, og besøgende ofte var forbudt, måtte sygeplejerskerne spille en større rolle i at yde følelsesmæssig støtte til isolerede patienter.

Hver af disse epidemier har bragt sin del af udfordringer, men også lærdom. De har forstærket sygeplejerskernes betydning i sundhedssystemet, understreget behovet for beredskab og tilpasningsevne og mindet os om den dedikation og det mod, der kræves for at tackle disse kriser. Selv om disse erfaringer er smertefulde, giver de værdifulde lektioner til fremtidige udfordringer og styrker den medicinske verdens modstandsdygtighed.

Tropiske sygdomme og rejsende

Genkendelse og håndtering af importerede sygdomme.

I globaliseringens tidsalder er internationale rejser blevet hverdagskost, hvilket nogle gange fører til spredning af smitsomme sygdomme fra en region til en anden. At genkende og håndtere importerede sygdomme er derfor et stort folkesundhedsproblem, der kræver årvågenhed og ekspertise hos sygeplejersker og alt medicinsk personale.

Anerkendelse af importerede sygdomme:
- **Patientens historie**:
  Det er vigtigt at optage en detaljeret historie om patientens seneste rejser, kontakter og aktiviteter. Det hjælper med at etablere en mulig forbindelse til en region, hvor visse sygdomme er endemiske.

- **Specifikke symptomer:**
  Visse symptomer, såsom feber, hududslæt eller mave-tarmproblemer, kan tyde på en bestemt sygdom, især hvis patienten lige er vendt tilbage fra et højrisikoområde.
- **Tværfagligt samarbejde:**
  Samarbejde med specialister, såsom infektiologer eller parasitologer, er ofte nødvendigt for at bekræfte en diagnose.

Håndtering af importerede sygdomme:
- **Tidlig isolation:**
  Hvis der er mistanke om en smitsom sygdom, er det vigtigt at isolere patienten hurtigt for at forhindre spredning.
- **Forebyggende foranstaltninger:**
  Afhængigt af sygdommen kan det være nødvendigt med specifikke foranstaltninger, såsom desinfektion, brug af beskyttelsesudstyr eller vaccination af sundhedspersonalet.
- **Patient- og familieuddannelse:**
  Det er afgørende at informere patienter og deres familier om sygdommen, de forholdsregler, der skal tages, og den nødvendige opfølgning.
- **Anmeldelse til sundhedsmyndighederne:**
  Visse importerede sygdomme er anmeldelsespligtige. Anmeldelse til sundhedsmyndighederne muliggør epidemiologisk overvågning og hurtig implementering af kontrolforanstaltninger, hvis det er nødvendigt.
- **Psykologisk støtte:**
  Opdagelsen af en sjælden eller potentielt alvorlig sygdom kan være angstprovokerende for patienterne. Passende psykologisk støtte er ofte nødvendig.
- **Opfølgning og passende behandlinger:**
  Nogle behandlinger er kun tilgængelige på specialiserede centre. Det er derfor vigtigt at henvise patienter til disse centre, hvis det er nødvendigt.

At genkende og håndtere importerede sygdomme kræver en flerdimensionel tilgang. De fremhæver vigtigheden af beredskab, løbende træning og evnen til hurtigt at tilpasse sig skiftende situationer. Efterhånden som verden bliver mere og mere sammenkoblet, bliver disse færdigheder endnu vigtigere for at sikre folkesundheden og patientsikkerheden.

- **Rådgivning før rejsen og vaccinationer til rejsende.**

I en verden i konstant forandring, hvor internationale rejser bliver stadig hyppigere, er det blevet vigtigt at forberede de rejsende på risikoen for smitsomme sygdomme. For sygeplejersker er rådgivning og vaccination af rejsende en vigtig rolle i at garantere ikke bare den enkeltes sikkerhed, men også i at forhindre spredning af sygdomme.

Rådgivning før rejsen:
- Risikovurdering :
    - Indsaml oplysninger om destinationen, opholdets længde, planlagte aktiviteter og indkvarteringsforhold.
    - Tjek for opdateringer om epidemier eller specifikke sundhedssituationer i destinationslandet.
- Forebyggelse af smitsomme sygdomme:
    - Råd om forholdsregler i forbindelse med mad: undgå ubehandlet vand, isterninger og rå eller utilstrækkeligt tilberedt mad.
    - Foranstaltninger til forebyggelse af myggestik: brug af afskrækningsmidler, myggenet, dækkende tøj.
- Rejseapotek:
    - Liste over vigtige lægemidler: antipyretika, antidiarrhoika, antiseptika.

- Specifik receptpligtig medicin, f.eks. mod malaria.
- Information om lokale lægetjenester:
  - Placering af anbefalede hospitaler og klinikker.
  - Rejseforsikring, der dækker lægeudgifter i udlandet, kan være påkrævet.

Vaccination til rejsende:
- Vurdering af vaccinationsstatus:
  - Tjek vaccinationsjournaler for at sikre, at de grundlæggende vaccinationer er opdaterede.
  - Diskussion af anbefalede og obligatoriske vaccinationer for destinationen.
- Nuværende vacciner:
  - Hepatitis A og B.
  - Tyfus.
  - Meningokok-meningitis.
  - Raseri.
- Specifikke vaccinationer afhængigt af destinationen:
  - Gul feber (obligatorisk i nogle lande).
  - Japansk encephalitis eller flåter.
  - Kolera.
- Rådgivning efter vaccination:
  - Informer om mulige bivirkninger.
  - Det er vigtigt at opbevare et vaccinationsbevis (internationalt vaccinationscertifikat).

Korrekt forberedelse før en rejse er afgørende for at minimere sundhedsrisici. Med deres ekspertise og gode råd spiller sygeplejersker en central rolle i denne forebyggende tilgang og sikrer, at rejsende kan nyde deres rejser i fuld sikkerhed.

Sundhedsrelaterede infektioner

- **Identifikation, forebyggelse og behandling.**

Kampen mod smitsomme sygdomme er baseret på tre vigtige søjler: identifikation, forebyggelse og behandling. Disse tre faser er uløseligt forbundet og forstærker hinanden for at sikre en effektiv tilgang til folkesundheden.

1. Identifikation:
    - Symptomatologi :
    - Lær at genkende de typiske symptomer på forskellige infektionssygdomme. For eksempel kan kulderystelser, feber og hoste være tegn på influenza.
    - Patientens historie :
    - Registrer detaljer som nylige rejser, kontakt med syge personer eller dyr og indtagelse af potentielt forurenet mad eller vand.
    - Fysisk undersøgelse :
    - Tegn som hududslæt, hævede lymfeknuder eller gulsot kan hjælpe med at stille diagnosen.
    - Diagnostiske tests :
    - Brug af dyrkning, blodprøver, billeddiagnostik eller andre metoder til at bekræfte tilstedeværelsen af et smitsomt stof.

2. Forebyggelse:
    - Uddannelse :
        - Informere offentligheden om risikoadfærd, hvordan man beskytter sig selv og vigtigheden af vaccination.
    - Vaccination :
        - Administrere vacciner for at beskytte mod visse sygdomme, såsom influenza, mæslinger eller hepatitis B.

- Personlig hygiejne :
  - Fremme regelmæssig håndvask, brug af desinfektionsmidler og god fødevarehygiejne.
- Personlige værnemidler (PPE) :
  - Brug masker, handsker, kitler og andet udstyr til at beskytte plejepersonale og patienter mod smitte.
- Isolering :
  - Adskil inficerede patienter for at forhindre overførsel til andre.

3. Behandling:
   - Antibiotikabehandling :
   - Brug antibiotika til at behandle bakterielle infektioner, og sørg for at ordinere den rigtige medicin og bekæmpe antibiotikaresistens.
   - Antivirale midler :
   - Specifik medicin til behandling af virusinfektioner som influenza eller HIV.
   - Symptomatisk behandling :
   - Giv pleje for at lindre symptomer, såsom feber eller dehydrering, mens du behandler den underliggende årsag til infektionen.
   - Kirurgi :
   - I nogle tilfælde kan det være nødvendigt at operere for at behandle en infektion, f.eks. en byld eller osteomyelitis.

Synergien mellem identifikation, forebyggelse og behandling er afgørende for en effektiv håndtering af infektionssygdomme. Sygeplejersker spiller som frontlinjepersonale en afgørende rolle i hvert af disse stadier, garanterer patientsikkerhed og bidrager til den overordnede kontrol af infektioner i samfundet.

Kapitel 7

PSYKOSOCIALE ASPEKTER OG PATIENTSTØTTE

Den psykologiske påvirkning smitsomme sygdomme

Håndtering af angst og depression hos patienter.

Når vi taler om infektionssygdomme, er den fysiske dimension ofte det første, vi tænker på. Men de psykologiske konsekvenser, især angst og depression, kan være lige så betydningsfulde. Patienter, der lider af infektionssygdomme, kan blive udsat for stigmatisering, isolation, frygt for at dø eller for at overføre sygdommen til deres nærmeste. Sygeplejersker spiller en vigtig rolle i at støtte disse patienter på deres følelsesmæssige og psykologiske rejse.

1. Genkendelse af tegnene:
   - **Adfærdsændringer**: social tilbagetrækning, irritabilitet, uro, søvnforstyrrelser osv.
   - **Fysiske symptomer**: Overdreven træthed, uforklarlige smerter i kroppen, appetitproblemer osv.
   - **Følelsesmæssige symptomer**: Følelser af magtesløshed, fortvivlelse, vedvarende tristhed eller øget angst.

2. Aktiv lytning og empati:
   - **Skabe et rum for dialog**: Gøre det muligt for patienter at udtrykke deres frygt, bekymringer og følelser uden at blive dømt.
   - **Empatisk kommunikation**: Brug af verbal og nonverbal kommunikation, der viser forståelse og validering af patientens følelser.

3. Information og uddannelse:
   - **Afmystificer sygdommen**: Forklar sygdommens natur, prognose, smitteveje osv. på en klar og forståelig måde for at mindske angsten.

- **Mestringsstrategier**: Giv værktøjer og teknikker til at håndtere stress, såsom dyb vejrtrækning, meditation eller at føre dagbog.

4. Opmuntring til social støtte:
   - **Familie og venner**: Øge bevidstheden om vigtigheden af deres rolle som støttenetværk.
   - **Støttegrupper**: Henvis patienter til specialiserede støttegrupper, hvor de kan dele og udveksle ideer med andre i samme situation.

5. Tværprofessionelt samarbejde:
   - **Plejeteam** : Tæt samarbejde med læger, psykologer, socialrådgivere osv. for at sikre omfattende patientpleje.
   - **Henvisning**: Hvis det er nødvendigt, henvises patienten til specialister i mental sundhed med henblik på passende vurdering og behandling.

6. At passe på sig selv som sygeplejerske:
   - **At genkende sine egne følelser**: Sygeplejersker er også tilbøjelige til at blive angste og stressede, især når de tager sig af patienter i nød.
   - **Udvikling af dine egne mestringsstrategier**: afslapningsteknikker, supervision, udveksling med kolleger osv.

Håndtering af angst og depression hos patienter med infektionssygdomme kræver en omfattende, patientcentreret tilgang, der rækker langt ud over behandlingen af selve infektionen. Ved at integrere den psykologiske dimension i plejen kan sygeplejerskerne i høj grad forbedre patienternes livskvalitet og velbefindende.

- **Støtte til familie og venner.**

Det er en svær tid, præget af angst, frygt for smitte, uforståenhed og nogle gange stigmatisering. For sygeplejersker er det at støtte disse pårørende et grundlæggende aspekt af den samlede patientpleje. Ved at forstå deres behov og tilbyde dem passende støtte, kan vi ikke kun lette patientens bedring, men også forbedre trivslen for dem omkring dem.

1. Åben og gennemsigtig kommunikation:
   - **Informér**: Forklar sygdommen, aktuelle behandlinger, prognose og mulige risici, mens du er opmærksom på deres forståelsesniveau og følelser.
   - **At lytte**: Lad dine kære udtrykke deres frygt, spørgsmål eller tvivl, og svar med tålmodighed og empati.

2. Uddannelse i forebyggende foranstaltninger:
   - **Sikkerhedsprotokoller**: Oplysning om hygiejne- og beskyttelsesforanstaltninger for at forhindre spredning af sygdommen, især håndvask, brug af personlige værnemidler under besøg, hvis det er tilladt, og god praksis i hjemmet.
   - **Tegn og symptomer**: At lære folk at genkende de første tegn på infektion, så de kan gribe ind tidligt, hvis det er nødvendigt.

3. Psykologisk hjælp:
   - **Genkendelse af tegn på stress**: lære at identificere tegn på stress, angst eller depression hos sine nærmeste.
   - **Henvisning til specialister**: Hvis det er nødvendigt, så henvis familien til psykiatriske specialister eller rådgivere.

4. Tilvejebringelse af ressourcer:
- **Dokumentation**: Tilbyd brochurer, bøger eller links til pålidelige hjemmesider for at øge deres viden.
- **Støttegrupper**: Tilskynd til deltagelse i støttegrupper for familier med lignende sygdomme.

5. Respekter ritualer og kultur:
- **Kultursensitivitet**: Forståelse og respekt for familiens kulturelle overbevisninger, praksisser og ritualer i forbindelse med sygdom, pleje og sorg.
- **Tilpasning af kommunikation**: Brug tilpasset sprog eller tolke, hvis det er nødvendigt for at overvinde sprogbarrierer.

6. Tilskynd til involvering:
- **Pleje i hjemmet**: Træn pårørende i grundlæggende pleje, hvis patienten sendes hjem til rekonvalescens.
- **Medicinske beslutninger**: Tilskynd familie og venner til at deltage i diskussioner og beslutninger vedrørende patientens pleje.

7. Forberedelse til udskrivning:
- **Planlægning**: Aftal et møde for at diskutere udskrivelse, medicinering, opfølgende aftaler og eventuelle behov for hjemmepleje.
- **Opfølgning**: Regelmæssig opfølgning med familie og venner for at sikre, at alt går godt, og for at besvare eventuelle spørgsmål.

Sygeplejersker er ideelt placeret til at yde denne uvurderlige støtte, da de er tæt på patienten og fungerer som bindeled mellem patienten, det medicinske team og familien. Ved at ledsage og vejlede familierne gennem denne prøvelse yder de et væsentligt bidrag til patientens helbredelse og generelle velbefindende.

Støtte sårbare befolkningsgrupper

- **Børn, ældre, personer med svækket immunforsvar.**
Der findes ikke én tilgang til behandling af patienter med infektionssygdomme, der passer til alle. Visse grupper af patienter kan på grund af deres fysiologiske tilstand eller alder være mere sårbare over for infektioner og kræve særlig opmærksomhed. Børn, ældre og immunkompromitterede patienter er blandt disse risikogrupper, og sygeplejersker er nødt til at tilpasse deres pleje og interventioner for at tage højde for disse særlige forhold.

1. Børnene:
   - **Unik fysiologi**: Børns immun- og åndedrætssystem er stadig under udvikling, hvilket kan påvirke deres modtagelighed og reaktion på infektioner.
   - **Passende kommunikation**: Brug af alderssvarende sprog, spil eller legetøj til at forklare procedurer eller til at berolige barnet.
   - **Inddragelse af forældrene**: Forældre eller værger er vigtige for at berolige barnet, lette kommunikationen og følge plejeplanen.
   - **Vaccination**: Følg det specifikke vaccinationsprogram for hver aldersgruppe.

2. Ældre mennesker:
   - **Nedsat immunforsvar**: Med alderen kan immunforsvaret blive svagere, hvilket gør folk mere modtagelige for infektioner.
   - **Flere sygdomme**: Tilstedeværelsen af flere kroniske sygdomme kan komplicere behandling og diagnose.
   - **Medicin**: Hvis man tager flere forskellige medikamenter, kan det påvirke responsen på behandlingen og føre til interaktioner.

- **Klar kommunikation**: Tag hensyn til høre- eller synsproblemer, og giv om nødvendigt skriftlig information.

3. Immunkompromitterede personer:
   - **Flere årsager**: Immunsuppression kan skyldes sygdom, behandling (f.eks. kemoterapi) eller transplantation.
   - **Øget overvågning**: Disse patienter kræver tæt overvågning for tidlige tegn på infektion.
   - **Isolationsforanstaltninger** : I nogle tilfælde kan det være nødvendigt med isolationsforanstaltninger for at beskytte patienten mod mulige nosokomielle infektioner.
   - **Uddannelse**: at informere patienter og deres omgivelser om risici, advarselstegn og forebyggende foranstaltninger.

4. Tværfunktionelle strategier:
   - **Forebyggelse**: Vaccination og hygiejneforanstaltninger er afgørende for at forebygge infektioner, især i sårbare befolkningsgrupper.
   - **Løbende træning**: Sygeplejersker skal modtage regelmæssig træning i de enkelte patientgruppers særlige karakteristika for at kunne yde den rette pleje.
   - **Holistisk tilgang**: Ud over den fysiske pleje er det vigtigt at tage hånd om de psykologiske og sociale dimensioner hos hver enkelt patient og tage hensyn til deres behov, frygt og livssammenhæng.

Ved at sætte sig ind i disse sårbare befolkningsgruppers karakteristika kan sygeplejersker spille en afgørende rolle i forebyggelse, tidlig diagnosticering og effektiv behandling af infektionssygdomme og dermed reducere den tilknyttede sygelighed og dødelighed.

- **Marginaliserede patienter: stofmisbrugere, hjemløse osv.**

Sygeplejersker spiller en afgørende rolle i plejen af marginaliserede befolkningsgrupper, som ofte står over for særlige sundhedsmæssige udfordringer. Stofmisbrugere, hjemløse og andre socialt udstødte grupper kan være mere udsatte for infektioner og har mindre sandsynlighed for at få adgang til tilstrækkelig pleje. De kræver derfor særlig opmærksomhed og en skræddersyet tilgang for at sikre optimal pleje.

1. Forståelse af virkeligheden:
   - **Socioøkonomiske faktorer**: Forståelse af de sociale determinanter, der bidrager til disse gruppers sårbarhed, såsom fattigdom, manglende adgang til bolig eller tilstrækkelig mad.
   - **Aktiv lytning**: At tage sig tid til at lytte til deres historier, frygt og behov.

2. Passende pleje:
   - **Tilgængelighed**: Tilbyd pleje på fleksible tidspunkter eller på steder, der er let tilgængelige for disse grupper, f.eks. mobile klinikker.
   - **Tidlig indgriben**: Ubehandlede infektioner kan hurtigt forværres hos disse personer, så tidlig indgriben er afgørende.

3. Netværk:
   - **Samarbejde**: **Samarbejde** med socialrådgivere, psykologer og andre fagfolk for at give holistisk pleje.
   - **Vejledning**: At vide, hvordan man henviser folk til de rette støttestrukturer, hvad enten det drejer sig om indkvartering, afvænning eller retshjælp.

4. Forebyggelse og uddannelse:
- **Målrettede strategier**: Foreslå vaccinations- eller screeningskampagner, der er skræddersyet til disse befolkningsgrupper.
- **Uddannelse**: At informere folk om risikoadfærd, forebyggelsesmetoder og vigtigheden af regelmæssige lægeundersøgelser.

5. Håndtering af afhængighed:
- **Skadesreduktion**: Tilvejebringelse af sterile forbrugsmidler til stofbrugere eller henvisning af dem til nålebytteprogrammer.
- **Afvænning**: Henvisning til afvænningsfaciliteter og støtte til afvænningsprocessen.

6. Respekt og ikke-fordømmelse:
- **Empati**: at behandle hver patient som et individ med værdighed og respekt.
- **Fortrolighed**: Sikring af fortroligheden af medicinske og personlige oplysninger.

7. Uddannelse og bevidstgørelse:
- **Opdatering**: At holde sig ajour med sundhedsspørgsmål, der er specifikke for marginaliserede befolkningsgrupper.
- **Efteruddannelse**: Deltagelse i kurser med fokus på pleje tilpasset disse befolkningsgrupper.

Marginaliserede befolkningsgrupper har i kraft af deres situation særlige sundhedsmæssige udfordringer og behov. For sygeplejersker er det vigtigt at udvikle særlig ekspertise og sensitivitet for at kunne tilbyde disse patienter den passende, respektfulde og effektive pleje, de fortjener.

Kapitel 8

TRÆNING OG FAGLIG UDVIKLING

Den akademiske vej og efteruddannelse

- **Diplomer, certificeringer og specialiseringer.**
Den medicinske verden er i konstant udvikling med videnskabelige opdagelser, teknologiske innovationer og nye plejemetoder. For sygeplejersker, der arbejder med infektionssygdomme, er det vigtigt at holde sig ajour og hele tiden forbedre sine færdigheder. Det indebærer ofte, at de får yderligere eksamensbeviser, certificeringer og specialiseringer.

1. Grundlæggende kvalifikationer:
    - **Diplôme d'État Infirmier (DEI):** Dette er den grundlæggende kvalifikation, der kræves for at blive sygeplejerske. Det er et krav for at arbejde som sygeplejerske i de fleste lande.
    - **Bachelor of Science i sygepleje (BSN):** I nogle lande, især i den engelsktalende verden, er denne universitetsgrad i stigende grad standard for adgang til erhvervet.

2. Specifikke certificeringer:
    - **Infektiologi:** Nogle institutioner eller organisationer tilbyder certificeringer med fokus på infektionssygdomme, der garanterer beherskelse af praksisser relateret til dette felt.
    - **Infektionsforebyggelse og -kontrol** : En certificering med fokus på infektionsforebyggelse, som er særlig nyttig for sygeplejersker, der arbejder på hospitaler og andre sundhedsinstitutioner.

3. Specialiseringer:
    - **Praktiserende læge i infektionssygdomme**: Dybdegående uddannelse, der giver ekspertise i

håndtering af patienter, der lider af infektionssygdomme.
- **Hygiejnesygeplejerske**: Hygiejnesygeplejersken er specialiseret i infektionsforebyggelse og spiller en nøglerolle i at etablere og implementere hygiejneprotokoller.

4. Yderligere uddannelse:
   - **Vaccinologi**: Forståelse af principperne for vacciner, deres administration og tilhørende protokoller.
   - **Forebyggelse af HIV og andre kønssygdomme**: Træning med fokus på forebyggelse, screening og behandling af seksuelt overførte infektioner.
   - **Krisestyring og epidemier**: Forberedelse på nødsituationer i forbindelse med epidemier eller andre sundhedskriser.

5. Karriereudvikling:
   - **Master i sygepleje**: For sygeplejersker, der ønsker at arbejde med ledelse, forskning eller undervisning.
   - **Doktorgrad i sygepleje**: For dem, der ønsker at bidrage til forskning og udvikling af sygeplejepraksis.

6. Vigtigheden af efteruddannelse:
   - **Videnskabelig overvågning**: Med fremkomsten af nye sygdomme og resistens over for antibiotika er det vigtigt at holde sig ajour med de seneste opdagelser og anbefalinger.
   - **Workshops og seminarer**: Deltag i faglige arrangementer for at udveksle ideer med dine kolleger og forbedre dine færdigheder.

Udfordringerne inden for infektionssygdomme er mange og i konstant udvikling. Diplomer, certificeringer og specialiseringer gør det muligt for sygeplejersker at forblive på forkant med faget, tilbyde kvalitetspleje og tilpasse sig samfundets skiftende behov.

• **Vigtigheden af at opdatere sin viden.**
Ved indgangen til det 21. århundrede er fremskridtene inden for medicin og sundhedsvidenskab hurtigere end nogensinde. Dette halsbrækkende tempo i innovation og opdagelser betyder, at det ikke er en luksus at holde sig opdateret, men en absolut nødvendighed for alle sundhedsprofessionelle, herunder sygeplejersker med speciale i infektionssygdomme.

1. Sikring af kvaliteten af plejen :
Det primære mål for en sygeplejerske er at sikre den bedst mulige pleje for patienten. Det betyder, at man skal holde sig ajour med de nyeste anbefalinger, teknikker og behandlingsformer. At yde pleje baseret på forældet information kan ikke kun være ineffektivt, det kan også være skadeligt.

2. Reaktion på fremkomsten af nye sygdomme :
Den seneste historie har med epidemier som SARS, Zika og COVID-19 vist os, at nye trusler kan dukke op når som helst. Ved at være informeret kan vi reagere hurtigt og hensigtsmæssigt og minimere spredningen og virkningen af disse sygdomme.

3. Overvinde modstand mod behandling :
Resistens over for antibiotika og andre lægemidler er en voksende udfordring. Ved at holde sig opdateret kan sygeplejersker være opmærksomme på bedste praksis i håndteringen af denne resistens og tilpasse behandlingerne derefter.

4. Styrkelse af patientens tillid :
Patienterne er i stigende grad velinformerede og ønsker at spille en aktiv rolle i deres behandling. En fagperson, der er opdateret i sin viden, styrker patientens tillid og styrker forholdet mellem plejer og patient.

5. Overhold de professionelle standarder:
Mange tilsynsmyndigheder og faglige sammenslutninger kræver løbende uddannelse for at opretholde certificering eller akkreditering.

6. Professionel vækst og udvikling :
Regelmæssig opdatering af viden giver ikke kun mulighed for at levere optimal pleje, men åbner også døre til nye karrieremuligheder, hvad enten det er inden for forskning, undervisning eller lederroller.

7. Forberedelse på etiske udfordringer :
Moderne medicin, med alle dens fremskridt, bringer sin del af etiske dilemmaer med sig. Ved at holde os opdaterede kan vi håndtere disse spørgsmål ud fra et informeret perspektiv, der kombinerer aktuel viden med etiske principper.

Kort sagt, i nutidens komplekse og hurtigt skiftende medicinske landskab er opdateret viden afgørende. Det garanterer ikke kun kvaliteten af plejen, men styrker også sygeplejerskernes centrale og respekterede rolle i sundhedsvæsenet.

Deltagelse i klinisk forskning

- **Sygeplejerskernes rolle i kliniske forsøg.**
Kliniske studier, som er afgørende for udviklingen af medicin, er afhængige af samarbejdet mellem mange sundhedsprofessionelle. Blandt dem spiller sygeplejersker en central rolle som bindeled mellem forskere, patienter og selve undersøgelsesprocessen. Inddragelsen af sygeplejersker i denne dynamik forbedrer forskningens kvalitet, sikkerhed og effektivitet.

1. Rekruttering og informeret samtykke :

    Identifikation af kandidater: Sygeplejersker kan identificere patienter, der svarer til undersøgelsens kriterier.

    Information og uddannelse: De forklarer, hvordan undersøgelsen vil blive udført, dens fordele, risici og andre tilgængelige muligheder.

    Indhentning af samtykke: De sikrer, at patienten forstår alle implikationerne og giver informeret samtykke.

2. Administration af behandling :

    Studieprotokol: Sygeplejerskerne sikrer, at behandlingen administreres i overensstemmelse med studieprotokollen.

    Overvågning af bivirkninger: De er ofte de første til at opdage og håndtere bivirkninger eller uventede reaktioner.

3. Prøver og diagnostik :

    Indsamling af prøver: Sygeplejersker indsamler prøver som blod eller væv i henhold til undersøgelsens behov.

    Overvågning af kliniske parametre: De udfører målinger og tests, såsom blodtryksmålinger og elektrokardiogrammer, for at overvåge patientens fremskridt.

4. Forbindelse med forskningsteamet:

    Dataoverførsel: De dokumenterer og rapporterer resultater, bivirkninger og andre relevante observationer til forskningsteamet.

    Tværfagligt samarbejde: De arbejder tæt sammen med læger, forskere, farmaceuter og andre involverede fagfolk.

5. Patientstøtte og uddannelse :

Psykosocial opfølgning: Sygeplejersker tilbyder følelsesmæssig støtte, da deltagelse i en undersøgelse kan være en kilde til angst eller spørgsmål for patienten.

Løbende uddannelse: De informerer patienten om undersøgelsens forløb, de forventede resultater og eventuelle ændringer i protokollen.

6. Etisk garant :

Respekt for patienternes rettigheder: Sygeplejerskerne sikrer, at patienternes rettigheder, fortrolighed og værdighed altid respekteres.

Fortalerrolle: Hvis en patient ser ud til at være i fare, eller hvis undersøgelsen går imod hans eller hendes interesser, fungerer sygeplejersken som patientens fortaler.

7. Uddannelse og opdatering af viden:

Viden om fremskridt : Kliniske studier udvikler sig hurtigt, hvilket kræver, at sygeplejersker holder sig opdateret regelmæssigt.

Deltagelse i seminarer og kurser: For at være effektive i deres rolle deltager sygeplejersker ofte i specifikke træningskurser om klinisk forskning.

Sygeplejersker er ikke blot udførere af kliniske forsøg. De er et vigtigt led i kæden, der sikrer, at forskningen udføres med respekt for patienten, samtidig med at dataindsamlingens stringens og kvalitet sikres. I denne delikate dans mellem pleje og videnskab spiller sygeplejersker en central rolle og hævder deres uundværlige rolle i udviklingen af medicin.

- **Forskningsetik.**

Forskningsetik er et stort problem inden for alle videnskabelige områder, og især inden for klinisk forskning.

For sygeplejersker, der er involveret i dette felt, er det vigtigt at forstå og integrere disse etiske principper. De tjener ikke kun til at beskytte patienterne, men også til at garantere gyldigheden og pålideligheden af de indsamlede data.

1. Grundlæggende principper for forskningsetik:
   Respekt for individet: Ethvert individ har ret til selvbestemmelse og beskyttelse, når det skal beslutte, om det vil deltage i forskning eller ej. Dette er især relevant for sårbare befolkningsgrupper.
   Fordele: Forskere har pligt til at maksimere fordelene for deltagerne og minimere mulige risici.
   Retfærdighed: Fordelene og risiciene ved forskning skal fordeles retfærdigt mellem alle befolkningsgrupper, så man undgår marginalisering eller udnyttelse af bestemte grupper.

2. Informeret samtykke:
   Fuld information: Patienterne skal informeres fuldt ud om procedurerne, risici, fordele og mulige alternativer.
   Forståelse: Det er vigtigt at sikre, at patienten fuldt ud har forstået den information, der gives, før der gives samtykke.
   Frivillig: Samtykke skal gives frit, uden ydre pres eller påvirkning.

3. Fortrolighed og databeskyttelse:
   Anonymisering: Det er ofte nødvendigt at anonymisere data for at beskytte deltagernes identitet.
   Begrænset adgang: Kun de, der er direkte involveret i forskningen, bør have adgang til dataene.

4. Etisk gennemgang af en uafhængig komité:
Dybdegående gennemgang: En ekstern etisk komité gennemgår forskningsprotokoller for at sikre, at de overholder alle etiske principper.
Feedback og justeringer: Komitéen kan foreslå ændringer eller forbedringer for at styrke den etiske integritet i undersøgelsen.

5. Ansvar over for deltagerne:
Debriefing: Når forskningen er afsluttet, er det ofte tilrådeligt at forklare målene og metoderne for deltagerne, især hvis der er blevet brugt vildledningsteknikker.
Ret til at trække sig: Deltagerne skal informeres om, at de til enhver tid kan trække sig fra undersøgelsen uden negative konsekvenser.

6. Etik i publicering og kommunikation:
Integritet: Resultaterne skal rapporteres ærligt, uden forfalskning eller manipulation.
Gennemsigtighed: Alle potentielle interessekonflikter, som f.eks. finansiering fra et medicinalfirma, skal oplyses.

For sygeplejersker er forståelse og overholdelse af disse principper ikke kun et spørgsmål om overholdelse. Det er en forpligtelse til integritet, retfærdighed og frem for alt patienternes velbefindende. Inden for det dynamiske felt af klinisk forskning, hvor opdagelser kan have direkte indflydelse på patientpleje og -behandling, er etikken stadig det kompas, der styrer hvert trin i processen.

Kapitel 9

TEKNOLOGI OG INNOVATION I SMITSOMME SYGDOMME

Telemedicin og fjernovervågning

- **Brug af digitale værktøjer til at overvåge patienter.**

I den moderne sundhedskontekst har digitale værktøjer åbnet op for en revolutionerende måde at overvåge patienter på. Ikke alene har de forbedret effektiviteten af plejen, men de har også skabt større komfort for både patient og plejepersonale. For sygeplejersker repræsenterer dette en stor udvikling, der både giver muligheder og udfordringer.

1. Telemedicin og virtuelle konsultationer :

    Nem adgang: Telemedicin betyder, at patienter, især dem, der bor i fjerntliggende områder, kan konsultere deres plejere uden at skulle rejse.

    Kontinuitet i plejen: I tilfælde af fysisk fravær muliggør virtuelle konsultationer kontinuerlig overvågning, hvilket er afgørende for sygdomme som diabetes eller forhøjet blodtryk.

    Udfordringer: Det er afgørende at etablere et tillidsforhold over en skærm, og sygeplejerskerne skal også trænes i effektiv brug af digitale værktøjer.

2. Elektroniske patientjournaler (EMR) :

    Opbevaring og tilgængelighed: EMR tilbyder sikker opbevaring af medicinske data, hvilket letter hurtig adgang til patientens historie.

    Opdateringer i realtid: Ændringer eller tilføjelser til filen synkroniseres i realtid, hvilket sikrer, at alle plejere har de mest opdaterede oplysninger.

    Udfordringer : Databeskyttelse er et stort problem, og det samme er tilpasningsevne til forskellige platforme og software.

3. Sporingsapplikationer og bærbare enheder :

   Kontinuerlig overvågning: Forbundne ure, armbånd og apps kan løbende overvåge patienternes vitale tegn og vaner.

   Tidlige advarsler: Disse værktøjer kan opdage uregelmæssigheder og udsende advarsler, så der kan gribes ind tidligt.

   Udfordringer: Validiteten af de indsamlede data og håndteringen af falske alarmer er spørgsmål, der skal løses.

4. Online fora og fællesskaber :

   Følelsesmæssig støtte: Patienterne kan dele deres erfaringer og støtte hinanden.

   Uddannelse: Sygeplejersker kan organisere online-sessioner for at uddanne patienter om deres sygdom eller hjemmepleje.

   Udfordringer: Kontrol af gyldigheden af delte oplysninger og håndtering af misinformation er afgørende opgaver.

5. Uddannelse og løbende opdatering:

   Webinarer og onlinekurser: Sygeplejersker kan lære om de seneste fremskridt uden at forlade deres arbejdsplads.

   Virtuelle simulationer: Nødsituationer kan simuleres, hvilket giver et sikkert læringsmiljø.

   Udfordringer: Det er vigtigt at opretholde et niveau af menneskelig interaktion for at sikre omfattende træning.

Den digitale tidsalder har skubbet til de traditionelle grænser for sygepleje og tilbyder innovative og effektive løsninger til overvågning af patienter. Selvom disse værktøjer giver enorme fordele, er det afgørende at anvende dem med forsigtighed, gennem løbende træning og ved at være opmærksom på de etiske og tekniske udfordringer, de kan medføre.

• **Fordele og udfordringer ved fjernovervågning.**
Telemonitorering, fjernovervågning af patienter ved hjælp af elektronisk udstyr, er blevet en stadig vigtigere del af moderne medicin. Det giver store fordele, men medfører også udfordringer, som det er vigtigt at være opmærksom på.

Fordele :
- **Kontinuitet i plejen**: Patienter kan overvåges i realtid, selv om de er hjemme eller på en anden plejeinstitution, hvilket sikrer kontinuitet i plejen.
- **Reducerede omkostninger**: Telemonitorering kan reducere behovet for hospitalsindlæggelse og gentagne besøg, hvilket betyder besparelser for sundhedsinstitutioner og patienter.
- **Patientens komfort**: Patienterne kan forblive i deres vante omgivelser, mens de nyder godt af lægeligt tilsyn, hvilket kan forbedre deres velbefindende og helbredelse.
- **Tidlig opdagelse af komplikationer**: Abnormiteter kan opdages tidligt, hvilket giver mulighed for tidlige indgreb, der kan forhindre mere alvorlige komplikationer.
- **Bedre adgang til pleje**: Folk, der bor i fjerntliggende områder, eller som ikke kan rejse, har adgang til kvalitetspleje takket være fjernovervågning.

Udfordringer :
- **Fortrolighed og sikkerhed**: Fjerntransmission af medicinske data indebærer risici i forhold til privatlivets fred og datasikkerhed.

- **Teknologiens pålidelighed**: Apparaterne skal være nøjagtige og pålidelige. Enhver teknisk fejlfunktion kan kompromittere kvaliteten af plejen.
- **Uddannelse og tilpasning**: Plejepersonalet skal uddannes til at bruge disse værktøjer effektivt. Det kan tage lang tid at indføre nye teknologier, især hvis personalet ikke er fortrolige med dem.
- **Fortolkning af data**: Med så mange data, der overføres, er det afgørende at filtrere de relevante oplysninger ud for at undgå rod og falske alarmer.
- **Indledende omkostninger**: Den indledende investering i telemonitoreringsteknologi kan være høj, selvom langsigtede besparelser kan opveje disse omkostninger.
- **Medicinsk ansvar**: Det kan være kompliceret at afgøre ansvar i tilfælde af fejl eller uagtsomhed i forbindelse med telemonitorering.
- **Teknologisk afhængighed**: Overdreven afhængighed af teknologi kan kompromittere kvaliteten af forholdet mellem patient og plejepersonale, som er et grundlæggende element i plejen.

Telemonitorering har potentialet til at forandre lægevidenskaben markant og give betydelige fordele for patienter og sundhedspersonale. Men det er vigtigt at gå forsigtigt til udfordringerne og indføre strategier for at maksimere fordelene og samtidig minimere risiciene.

Nye diagnostiske teknikker

Udvikling af laboratorieudstyr.
Fra opdagelsen af mikroskopet til nutidens avancerede teknologier har udviklingen af laboratorieudstyr været voldsom. Det har ført til fænomenale fremskridt inden for forskning, diagnosticering og behandling af sygdomme.

1. Begyndelsen: Det grundlæggende i biologi og kemi
   - **Mikroskopet**: Opfindelsen af mikroskopet i det 17. århundrede åbnede døren til studiet af celler og mikroorganismer og banede vejen for den moderne biologi.
   - **Reagensglas og bægerglas**: Simple, men vigtige redskaber til de første kemiske eksperimenter.
   - **Manuel centrifuge**: Bruges til at adskille væsker efter deres massefylde.

2. Fremkomsten af biokemi og mikrobiologi
   - **Laminar flow-emhætten**: Den gør det muligt at arbejde i et sterilt miljø og har været afgørende for dyrkning af celler og mikroorganismer.
   - **Spektrofotometer**: Bruges til at måle koncentrationen af et stof i en opløsning, baseret på absorptionen af lys.
   - **Elektronmikroskopet**: Med en langt større opløsning end det optiske mikroskop har det gjort det muligt at observere strukturer, der tidligere var usynlige.

3. Den molekylære revolution
   - **PCR-maskiner (Polymerase Chain Reaction)**: De blev introduceret i 1980'erne og revolutionerede genetikken ved at muliggøre hurtig opformering af DNA.
   - **DNA-sekventeringsapparater**: Disse apparater har gjort det muligt at afkode genomer, hvilket har banet vejen for genomforskning og personlig medicin.

4. Miniaturisering og automatisering
   - **DNA-chips og microarrays**: Disse kompakte værktøjer kan analysere udtrykket af tusindvis af gener på samme tid.
   - **Automatiserede analysatorer**: De kan køre hundredvis af tests på kort tid, hvilket har

fremskyndet diagnosticeringen og reduceret antallet af fejl.

5. Den digitale tidsalder og teknologisk konvergens
- **Næste generations massespektrometre**: Disse værktøjer kan identificere og kvantificere proteiner, lipider og andre molekyler med uovertruffen præcision.
- **Syntetisk biologi og 3D-printning**: Disse teknologier gør det muligt at skabe personaliserede væv, organer og biologiske systemer.
- **Værktøjer til kunstig intelligens**: Kombineret med laboratorieudstyr giver de mulighed for hurtigere og mere præcis dataanalyse.

Udviklingen af laboratorieudstyr illustrerer menneskehedens utrættelige søgen efter at forstå og manipulere den levende verden. Efterhånden som nye teknologier dukker op, lover fremtidens laboratorier at blive endnu mere effektive og patientcentrerede.

- **Introduktion til genomisk testning og andre fremskridt.**

Den nuværende æra inden for medicin kan karakteriseres med en enkelt sætning: personlig, prædiktiv, forebyggende og deltagende. Kernen i denne transformation er genomik, den videnskab, der studerer genomet i sin helhed og giver os hidtil uset information om vores oprindelse, vores helbred og vores disposition for visse sygdomme. Kombineret med andre teknologiske fremskridt er genomforskning ved at omdefinere den måde, vi tilgår medicin på.

1. Genomisk testning: Et vindue til vores DNA
Det menneskelige genom består af omkring 3 milliarder basepar, der koder for alle aspekter af vores fysiologi. Genomiske tests gør det muligt at :
- **Identificering af mutationer**: Visse genetiske mutationer kan disponere en person for bestemte sygdomme. Ved at identificere dem tidligt, kan man iværksætte forebyggende strategier.
- **Tilpasning af behandlinger**: Genetiske variationer påvirker den måde, vi reagerer på medicin. Kendskab til din genetiske profil kan guide dit valg af behandling, så du undgår unødvendige bivirkninger og optimerer effektiviteten.

2. Næste generations sekventering (NGS)
Selvom det menneskelige genom-projekt tog år og kostede milliarder af dollars, er det i dag takket være NGS muligt at sekventere et komplet genom på få dage og for en brøkdel af den oprindelige pris.

3. Biobanker og kohortestudier
Lagring af biologiske prøver og genomiske data fra store populationer gør det muligt at analysere forbindelserne mellem genetik, miljø og sygdom. Disse gigantiske databaser giver værdifuld indsigt i udbredelsen af visse mutationer og deres kliniske konsekvenser.

4. Andre teknologiske fremskridt
- **CRISPR-Cas9**: Denne genmodificeringsteknologi har revolutioneret biologien ved at muliggøre målrettede modifikationer af DNA. Det åbner vejen for korrektion af genetiske mutationer og for nye genterapier.
- **DNA-chips**: Disse gør det muligt at analysere udtrykket af tusindvis af gener samtidigt, hvilket hjælper med at forstå de underliggende mekanismer i mange sygdomme.

- **Metabolomics og proteomics**: Disse discipliner undersøger henholdsvis alle metabolitter og proteiner i en prøve, hvilket giver et overblik over de biologiske processer, der er i gang.

Genomisk testning, kombineret med disse fremskridt, markerer begyndelsen på en æra, hvor medicin er mindre reaktiv og mere proaktiv. Med en stadigt voksende forståelse af vores biologi på molekylært niveau er vi bedre rustet til at forudse sygdomme, personliggøre behandling og i sidste ende forbedre sundhedsresultaterne for alle.

Kapitel 10

TVÆRPROFESSIONEL OG SAMARBEJDE

Netværksarbejde med andre specialer

- **Samarbejde med mikrobiologi, farmakologi osv.**

Sundhedsverdenen er et stort økosystem, hvor forskellige medicinske specialer konstant krydser hinanden og interagerer. Sygeplejersker, som er de centrale søjler i denne struktur, arbejder aldrig alene. Deres profession befinder sig i krydsfeltet mellem flere discipliner, og deres samarbejde med dem er afgørende for at sikre kvalitetspleje. I forbindelse med infektionssygdomme er dette samarbejde så meget desto mere afgørende.

1. Mikrobiologi: en fælles kamp mod det usynlige

Mikrober, hvad enten det er bakterier, vira, svampe eller parasitter, er hovedpersonerne på enhver afdeling for infektionssygdomme. Sygeplejersker er ofte de første til at opdage et muligt patogen hos en patient.

- **Udveksling af information**: Efter at have taget prøver sender sygeplejersken dem til det mikrobiologiske laboratorium, hvor teknikere og mikrobiologer identificerer patogenet. Hastighed og nøjagtighed er afgørende.
- **Oprettelse af passende protokoller**: Efter analyseresultaterne kan der oprettes isolations- eller behandlingsprotokoller, hvilket kræver upåklagelig koordinering mellem sygeplejersken og mikrobiologen.

2. Farmakologi: alliancen for optimal behandling

Krigen mod infektioner føres også inden for medicinering. Sygeplejersker administrerer behandlinger og skal derfor have en grundig forståelse af farmakologi.

- **Terapeutisk valg**: Sygeplejersker arbejder tæt sammen med farmakologen eller

hospitalsfarmaceuten for at sikre, at den ordinerede medicin er den mest hensigtsmæssige i forhold til patientens situation.
- **Overvågning af bivirkninger**: Ud over at administrere medicin spiller sygeplejersker en vigtig rolle i at opdage eventuelle bivirkninger eller lægemiddelinteraktioner.

3. Samarbejde med andre specialer
Ud over mikrobiologi og farmakologi arbejder sygeplejersker med infektionssygdomme med en række andre specialer:
- **Epidemiologi**: At overvåge spredningen af infektioner inden for virksomheden eller i samfundet.
- **Radiologi**: Når en patient har brug for billeddiagnostik for at bekræfte eller vurdere en infektion.
- **Kirurgi**: I tilfælde, hvor en operation er påkrævet, for eksempel for at behandle en byld.
- **Sociale ydelser**: At hjælpe patienter med at blive reintegreret i samfundet eller yde efterbehandling efter hospitalsindlæggelse.

Denne professionelle symbiose garanterer holistisk patientpleje, hvor hvert led i kæden bidrager med sin ekspertise. I den komplekse og konstant foranderlige verden af infektionssygdomme er tværfagligt samarbejde ikke bare ønskeligt, men helt afgørende. Det er en sammensmeltning af viden og færdigheder til gavn for patienternes sundhed og velbefindende.

- **Multidisciplinære cases: infektionssygdomme og deres co-morbiditet.**

Behandlingen af infektionssygdomme er ikke en isoleret del af det store medicinske felt. Infektioner kan påvirke og blive påvirket af andre samtidige tilstande hos patienten. Disse interaktioner, der ofte kaldes komorbiditet, kræver en multidisciplinær tilgang, hvor forskellige medicinske specialer bringes sammen for at sikre optimal behandling.

1. Kardiovaskulære sygdomme og infektioner
Infektioner kan forværre allerede eksisterende hjerte-kar-sygdomme. For eksempel kan sepsis føre til akut hjertesvigt.
- **Koordinering med kardiologi**: Sikring af øget overvågning, justering af hjertebehandlinger og foregribelse af potentielle komplikationer.

2. Diabetes og sårbarhed over for infektioner
Diabetes svækker immunforsvaret og gør patienterne mere modtagelige for infektioner, især hud- og urinvejsinfektioner.
- **Samarbejde med endokrinologi**: afbalancering af blodsukkerniveauer, tæt overvågning af sår for at forhindre infektion og tilpasning af antidiabetisk behandling i henhold til antibiotikabehandling.

3. Infektioner og tilstande i luftvejene
Patienter med kroniske lungesygdomme, såsom KOL, kan få forværringer, når de har luftvejsinfektioner.
- **Partnerskab med lungemedicinsk afdeling**: tilpasning af behandlinger, respirationsfysioterapi og overvågning af lungefunktionen.

4. Infektionssygdomme og neurologiske lidelser
Visse infektioner kan påvirke nervesystemet, f.eks. meningitis eller encephalitis.
- **Samarbejde med neurologi**: hurtig diagnose, overvågning af neurologiske tegn og tilpasning af behandlinger.

5. Immunsuppression og øget risiko for infektion
Uanset om det skyldes en medicinsk tilstand som HIV eller en immundæmpende behandling som kemoterapi, er disse patienter særligt sårbare.
- **Udveksling med onkologi og immunologi**: risikovurdering, anti-infektiøs profylakse og forstærket monitorering.

6. Graviditet og infektionssygdomme
Nogle infektioner kan have alvorlige konsekvenser for graviditeten og fosteret, som f.eks. zikavirus eller toxoplasmose.
- **Fælles arbejde med gynækologi og obstetrik**: maternel-føtal overvågning, tilpasning af behandlinger og forebyggelse af vertikal transmission.

Infektionssygdomme er aldrig en isoleret affære. De håndteres i krydsfeltet mellem flere specialer, og hver komorbiditet tilføjer et nyt lag af kompleksitet. Denne gensidige afhængighed understreger vigtigheden af flydende kommunikation mellem sundhedspersonalet og løbende uddannelse, så sygeplejerskerne kan forudse, forstå og handle effektivt i forhold til disse tværfaglige udfordringer.

Internationale udvekslinger og partnerskaber

- **Lær af erfaringerne fra andre lande.**
I en tid med globalisering og øjeblikkelig kommunikation er deling af viden og erfaring ikke bare mulig, men også afgørende. Inden for smitsomme sygdomme kan erfaringer fra ét land have en global indvirkning og hjælpe med at forudse, forebygge og bedre håndtere sundhedskriser.

1. Undersøg forebyggende strategier
Hvert land, afhængigt af dets kultur, sundhedssystem og ressourcer, udvikler unikke forebyggelsesmetoder.
- **Taiwan og SARS**: Efter SARS-epidemien i 2003 oprettede Taiwan et strengt og hurtigt overvågningssystem, som i høj grad lettede deres reaktion på COVID-19.

2. Analyse af behandlingsmetoder
Behandlingsprotokollerne varierer afhængigt af de ressourcer og den viden, der er til rådighed.
- **Vestafrika og ebola**: Lægehold har kombineret intensiv klinisk behandling med traditionel lokal praksis for at bekæmpe virussen effektivt.

3. Forståelse af oplysningskampagner
Den måde, hvorpå information formidles og modtages, er forskellig fra kultur til kultur.
- **Uganda og HIV**: Initiativet "Zero Grazing", som opfordrede til monogam troskab, var en hjørnesten i deres succesfulde kampagne mod HIV i 1980'erne og 1990'erne.

4. Indførelse af vaccinationspraksis
Vaccinationsdækningen afhænger ofte af specifikke nationale strategier.
- **Brasilien og gul feber**: En massiv vaccinationskampagne og overvågning af højrisikoområder har bragt regelmæssige epidemier under kontrol.

5. Hent inspiration fra uddannelsen af sundhedspersonale
Nogle lande har udviklet innovative uddannelsesprogrammer for at imødekomme deres specifikke udfordringer.
- **Indien og tuberkulose**: Uddannelse af sundhedsmedarbejdere i lokalsamfundene har

udvidet rækkevidden af sundhedstjenester i fjerntliggende landområder.

6. Analyse af beredskab og respons på epidemier
Hastigheden og effektiviteten af reaktionen på en epidemi er afgørende.
- **Sydkorea og MERS**: Efter et udbrud af MERS i 2015 styrkede landet sit sporbarheds- og testsystem, hvilket viste sig at være afgørende under COVID-19-pandemien.

At lære af andre landes erfaringer er ikke kun en intellektuel proces. Det er en praktisk nødvendighed for at foregribe fremtidige trusler og styrke sundhedssystemernes modstandsdygtighed. Ved at anlægge et globalt perspektiv kan sundhedspersonale drage fordel af en bredere vision, lære af succeser, undgå fortidens fejl og i sidste ende levere pleje af bedre kvalitet.

- **Samarbejde om forsknings- og uddannelsesprojekter.**

Inden for infektionssygdomme kan betydningen af samarbejde ikke undervurderes. Det er det fundament, som banebrydende medicinsk forskning og uddannelse bygger på. Symbiosen mellem forskere, undervisere, sundhedspersonale og institutioner over hele verden er med til at skubbe grænserne for viden og optimere kliniske interventioner.

1. Styrken ved forskningsnetværk
Smitsomme sygdomme kender ingen grænser, og forskningsnetværk muliggør en koordineret og hurtig reaktion på nye epidemier.
- **Internationale konsortier**: Disse grupper samler data, standardiserer protokoller og fremskynder klinisk forskning.

- **Akademiske udvekslinger**: Disse tilskynder til at samle færdigheder og opdage nye perspektiver inden for forskning.

2. Fælles uddannelsesinitiativer
   - **Udvekslingsprogrammer for studerende og fagfolk**: Disse programmer giver sygeplejersker og andet sundhedspersonale mulighed for at lære i forskellige sammenhænge og bringe denne viden tilbage til deres egne institutioner.
   - **Onlinekurser og MOOCs**: Disse fremmer demokratisk adgang til uddannelse og gør det muligt for verdenseksperter at dele deres viden.

3. Samarbejde med NGO'er og internationale organer
   - **Partnerskaber om uddannelse i felten**: Organisationer som Læger uden Grænser samarbejder ofte med lokale institutioner om at uddanne personale i bedste praksis med hensyn til smitsomme sygdomme.
   - **Opsøgende initiativer i** lokalsamfundet: Disse samarbejder skaber skræddersyede programmer til at uddanne lokalsamfund i forebyggelse og behandling af infektioner.

4. Tværfagligt samarbejde
   - **Mellem medicin og samfundsvidenskab**: Forståelse af adfærd, overbevisninger og sociale strukturer kan forbedre effektiviteten af medicinske interventioner.
   - **Med informationsteknologi**: Bioinformatik og kunstig intelligens kan ændre den måde, vi forstår og behandler infektionssygdomme på.

5. Industrielle partnerskaber
Samarbejde mellem den akademiske sektor og industrien kan fremskynde udviklingen af nye behandlinger, vacciner og diagnostiske teknologier.

Der er styrke i antal, især inden for infektionssygdomme. I takt med at verden bliver mere og mere sammenkoblet, er samarbejde inden for forskning og uddannelse mere relevant end nogensinde. Det styrker ikke kun vidensgrundlaget, men skaber også et globalt samfund, der er klar til at reagere på nuværende og fremtidige udfordringer for folkesundheden.

KONKLUSION

PROFESSIONENS FREMTID

Innovationer i smitsomme sygdomme.

Medicinhistorien er fuld af eksempler på, at betydelige fremskridt har ændret vores evne til at behandle og forebygge tidligere ødelæggende sygdomme. Infektionssygdomme er ingen undtagelse. I de senere år, især med fremkomsten af sofistikerede teknologier og fremskridt inden for molekylærbiologi, er horisonten for innovationer på dette område fortsat med at udvides.

1. Hurtig, bærbar diagnostik
   - **Biosensorer**: Enheder, der kan detektere specifikke patogener i prøver på rekordtid, ofte kun et par minutter.
   - **Sekventeringstest**: Takket være fremskridt som next-generation sekventering er det nu muligt hurtigt at identificere ukendte patogener.

2. Nye behandlinger og terapier
   - **Fagterapi**: Brug af specifikke vira (bakteriofager) til at dræbe antibiotikaresistente bakterier.
   - **Genterapi**: Teknikker til at modificere eller erstatte defekte gener, som potentielt kan bruges til behandling af kroniske infektionssygdomme.

3. RNA- og DNA-vacciner
   - **Messenger RNA-vacciner (mRNA)**: En vigtig innovation, der blev fremhævet med udviklingen af vacciner mod COVID-19. De giver hurtigere produktion og kan nemt tilpasses til nye virusstammer.

4. Overvågning og systemer til tidlig varsling
   - **Genomisk overvågning**: Sekventering af patogeners genomer muliggør præcis identifikation af stammer og realtidsovervågning af epidemier.

- **Kunstig intelligens**: Algoritmer, der er i stand til at forudsige epidemier ved at analysere enorme mængder data.

5. Målrettede og personaliserede terapier
Takket være en bedre forståelse af menneskelig genomik og patogener kan behandlinger skræddersys til den enkelte patients specifikke biologi.

6. Modellering og simuleringer
Nutidens computerkraft gør det muligt at simulere spredningen af en sygdom, hvilket er afgørende for implementeringen af folkesundhedstiltag.

7. Innovationer inden for forebyggelse
- **Syntetiske skind**: Belægninger designet til at afvise patogene mikroorganismer, hvilket reducerer smittespredning.
- **Mikrobiom**: En større forståelse af de gavnlige bakteriers rolle i vores kroppe åbner vejen for terapeutiske probiotika til bekæmpelse af infektioner.

Innovationer inden for infektionssygdomme omformer hele tiden det medicinske landskab. Fra nye diagnostiske værktøjer til revolutionerende behandlinger og avancerede forebyggelsesteknikker - disse fremskridt lover at ændre vores evne til at forebygge, opdage og behandle infektionssygdomme, hvilket giver håb om en sundere verden.

Vigtigheden af efteruddannelse.

I en verden i konstant forandring, især på det medicinske område, er efteruddannelse ikke kun en nødvendighed, men også en pligt for alt sundhedspersonale, især sygeplejersker, der arbejder på afdelinger for infektionssygdomme. Denne iboende dynamiske sektor undergår hurtige forandringer som følge af videnskabelige fremskridt, fremkomsten af nye patogener og de udfordringer, som lægemiddelresistens udgør.

1. At holde sig ajour med sygdomstendenser

Smitsomme sygdomme er ikke statiske. Virus og bakterier muterer, nye stammer dukker op, og andre forsvinder. COVID-19-pandemien er et slående eksempel på dette og minder os om, hvor vigtigt det er at være forberedt og informeret. Løbende uddannelse gør det muligt for sygeplejersker at gøre sig bekendt med disse nye trusler, hvordan de overføres, deres symptomer og de bedste interventionsstrategier.

2. Mestring af nye teknikker og teknologier

De teknologiske fremskridt betyder, at sygeplejerskerne får flere og flere værktøjer og teknikker til rådighed: nye værnemidler, maskiner til hurtig diagnosticering, software til patienthåndtering osv. Løbende uddannelse sikrer, at disse værktøjer bruges bedst muligt i patientens tjeneste.

3. Udvikling af interpersonelle færdigheder

Forholdet til patienten, som er centralt i plejeforløbet, er også under udvikling. Løbende uddannelse giver værktøjer til bedre kommunikation, håndtering af vanskelige situationer og tilpasning til nye sociale realiteter.

4. Forudse og reagere på etiske udfordringer

Der opstår jævnligt nye etiske spørgsmål, hvad enten det drejer sig om administration af eksperimentelle behandlinger, livets afslutning eller informeret samtykke. Passende uddannelse giver sygeplejerskerne de værktøjer, de har brug for til at navigere i dette komplekse landskab.

5. Tilskyndelse til karriereudvikling
Efteruddannelse er ofte en forudsætning for avancerede stillinger, hvad enten det drejer sig om ledelse, forskning eller uddannelse af andre fagfolk.

6. Bidrage til udviklingen af professionen
Ved at uddanne sig regelmæssigt bidrager sygeplejersker ikke kun til deres egen udvikling, men også til professionens som helhed. De kan dele deres nye viden med deres kolleger og dermed forbedre den generelle kvalitet af plejen.

7. Opretholdelse af trivsel og motivation
Efteruddannelse er også en måde at bryde med rutinen, forny motivationen, undgå udbrændthed og dyrke glæden ved at lære.

Efteruddannelse er ikke bare et "plus", det er en nødvendighed i nutidens medicinske verden. For sygeplejersker, der arbejder med infektionssygdomme, er det en central del af deres professionalisme, der garanterer kvalitetspleje, som er tilpasset og respekterer den konstante udvikling inden for deres felt.

Opfordring til engagement og en passion for jobbet.

Infektionssygepleje er meget mere end bare et job; det er et kald, et dybt engagement i menneskeheden, en konstant søgen efter fremragende patientpleje. Det er en symbiose mellem videnskab, kunsten at pleje og medmenneskelighed. Og i hjertet af denne profession er der en brændende passion for at gøre en forskel i folks liv, for at bekæmpe usynlige fjender og for at stå på grænsen mellem sygdom og sundhed.

1. Hvorfor er passion afgørende?
Passion er den gnist, der driver os til at overgå os selv, til at gå ud over vores grænser, til konstant at lede efter løsninger, selv når vi står over for de mest komplekse eller desperate tilfælde. Det er det, der giver os styrken til at arbejde i mange timer, til at lytte, trøste, uddanne og vejlede vores patienter. Uden passion kan dette job blive overvældende. Med den bliver enhver udfordring en mulighed for at lære og vokse.

2. Forpligtelse over for patienter
Hver patient er en historie, et liv, en familie. Som sygeplejerske inden for infektionssygdomme går engagementet ud over blot at give medicin eller pleje. Det handler om at forstå hver enkelt patients frygt, håb og behov og forpligte sig til at være deres allierede, deres fortaler og deres pålidelige informationskilde.

3. Vigtigheden af løbende træning
Passion driver os til konstant at forbedre vores færdigheder, til at lære og til at innovere. Løbende uddannelse er ikke bare en forpligtelse, men et brændende ønske om altid at være på forkant med viden for at kunne tilbyde den bedst mulige pleje.

4. Sygeplejerskers afgørende rolle i sundhedssystemet
Sygeplejersker er bindeleddet mellem lægen, sundhedssystemet og patienten. De spiller en vigtig rolle i at koordinere pleje og uddanne patienter, og de er ofte de første til at bemærke ændringer eller komplikationer. Dette daglige engagement er afgørende for et velfungerende sundhedssystem.

5. Privilegiet ved at gøre en forskel
Få erhverv giver mulighed for at berøre så mange liv på en så dybtgående måde. Hver dag, hver handling, hvert ord har potentialet til at forbedre eller endda redde et liv. Det er et enormt privilegium, men også et stort ansvar.

Hvis du allerede er sygeplejerske eller overvejer at blive det, så husk, at det er et erhverv, der helt sikkert kræver meget, men til gengæld giver øjeblikke af uvurderlig rigdom. Omfavn dette kald med lidenskab og engagement. Lad dit hjerte guide dine handlinger, og vær den gnist, der lyser op i dine patienters helbredelsesrejse. Sygepleje er et eventyr, rigt på følelser og udfordringer, men frem for alt på belønninger.

www.ingramcontent.com/pod-product-compliance
Lightning Source LLC
Chambersburg PA
CBHW071211240526
45470CB00018B/1715